速查速用
值得珍藏

纯食材
配方

很老很老的老偏方
小孩小病一扫光

医学博士多年精心收集
最古老、最齐全、最安全
巧治小孩小病的经典老偏方

医学博士 柴小姝 著
（中华人民共和国医师编号：141440000302502）

U0207548

ZHEJIANG UNIVERSITY PRESS
浙江大学出版社

图书在版编目（CIP）数据

很老很老的老偏方，小孩小病一扫光 / 柴小姝著 .
-- 杭州 : 浙江大学出版社 , 2013.6
ISBN 978-7-308-11410-3

Ⅰ . ①很… Ⅱ . ①柴… Ⅲ . ①土方－汇编②儿童－保
健－基本知识 Ⅳ . ① R289.5 ② R179

中国版本图书馆 CIP 数据核字（2013）第 084697 号

很老很老的老偏方，小孩小病一扫光

柴小姝 著

责 任 编 辑	张　鸽　何　瑜	
特 约 编 辑	符马活　梁余丰　王唯径	
封 面 设 计	读客图书　021-33608311	
出 版 发 行	浙江大学出版社	
	（杭州市天目山路 148 号　邮政编码 310007)	
	（网址 : http://www.zjupress.com)	
排　　　版	读客图书	
印　　　刷	北京嘉业印刷厂	
开　　　本	680mm x 990mm 1/16	
印　　　张	12.25	
字　　　数	150 千	
版 印 次	2013 年 6 月第 1 版　2013 年 9 月第 3 次印刷	
书　　　号	ISBN 978-7-308-11410-3	
定　　　价	29.90 元	

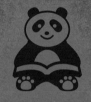

读客® 家庭健康必备书

实用，有效，安全

目　录

第一章　小孩护理老偏方，精心呵护助成长

照顾好小孩的日常生活，小孩舒服，全家安心。

第二章　小孩肠胃老偏方，吃好拉好才健康

肠胃好，营养吸收快，成长更健康。

第三章　小孩感冒老偏方，防治感染最重要

远离感冒，小孩不受鼻塞咳嗽诸多困扰，您也少操心。

第四章　**小孩补益老偏方，营养全面身体棒**

缺什么补什么，营养吸收合理，小孩身体最好。

第五章　**小孩五官老偏方，眼耳鼻喉都健康**

健康的五官，让孩子快乐又精神。

第六章　小孩皮肤老偏方，全身上下都清爽

小孩的皮肤最娇嫩，出了小问题要特别注意。

第七章 小孩救急老偏方，关键时刻不用慌

小孩遇到紧急情况千万别慌，许多实用老偏方都能救急。

第一章

小孩护理老偏方，
精心呵护助成长

照顾好小孩的日常生活，小孩舒服，全家安心。

出生不久的小孩子，抵抗力远远不如我们成年人，很容易受感染，也很容易过敏，需要家长备加呵护。宝宝不舒服的时候哭闹不止，自己又紧张、又心疼，却不知道怎么办，相信每位爸爸妈妈都有过这样的时候。

本章是我平时看病时积累的一些很安全的老偏方，经临床科学证实，对付小孩子日常容易遇到的问题都很有用，希望能够对您有切实有效的帮助。

1. 宝宝打嗝，一杯热水就能平息

> **症状**：持续打嗝，呃逆
>
> **偏方**：将宝宝抱起，喂一点热水，并轻轻拍打后背；若打嗝频繁、时间长，可用少量橘皮泡开水，待水温适宜时饮用。

宝宝喝完奶后，有经验的家长会抱起宝宝，让宝宝的头靠在自己肩头，用空心掌轻轻拍打宝宝的背部，让他们打一个响亮的嗝，以防止溢奶。这个防止孩子溢奶的动作，可以说是养育孩子的基本功之一。

如果小孩子喝完奶，持续地打嗝，则是因为孩子在喝奶时吸入太多空气，造成胀气现象。这个时候，大人不需要着急，轻拍孩子的后背，或轻揉孩子的腹部，都能有效地缓解打嗝，防止溢奶。

还有一些小宝宝，平常好端端地突然就打起嗝来，而且是持续性的，嗝声也比较响亮。看着孩子难受的样子，妈妈们往往干着急。有一位我熟悉的妈妈曾经遇到这种情况，孩子才两个多月，突然不停地打嗝，怎么拍背都无济于事，在不知所措时她打了我的电话。那时候正是冬天，我想，孩子在没有喝奶时打起嗝来，可能是受寒凉引起的，于是叫她给宝宝喝点热水，同时注意保暖，尤其是孩子的胸腹部要裹好衣被。由于那几天降温厉害，我还嘱咐她在衣被外放一个热水袋，可能效果更好。结果没多久，小孩果然停止打嗝，甜甜地睡着了。

打嗝的原因很多，外感寒邪，内伤于胃，胃气失去和降，俗话说是"喝了冷风"而诱发打嗝，是比较常见的一种。另一方面，对

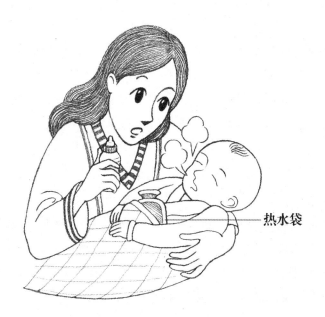

热水袋

宝宝打嗝不用担心，喝一杯热水或者捂一个热水袋，很快就好了。

母乳或吃的配方奶不耐受（消化不了）或吃了冷奶水，服过寒凉药物，则气滞不行，脾胃功能减弱，胃气失于和降而上逆，同样会诱发打嗝。

从现代医学的角度看，宝宝不停地打嗝是因为膈肌痉挛，横膈膜连续收缩引起的。膈肌属于宝宝的呼吸肌，膈肌运动是受自主神经支配的。孩子出生后一两个月，由于调节横膈膜的自主神经发育尚未完善，当孩子受到轻微刺激时，如吸入冷空气、吸奶太快，膈肌会突然收缩，引起快速吸气，同时发出"嗝嗝"声。有时孩子打嗝的时间可持续几分钟，家长看孩子挺难受的，但其实打嗝对孩子的健康没有什么不良影响。一般情况下，孩子三个月大后，支配横膈膜的神经发育趋于完好，打嗝的现象会自然好转。

当宝宝出现打嗝时，其实家长并不要太担心，通常只要把宝宝体位放正，一会儿就会自己好起来。实在不行，也可以通过一些小偏方来缓解。

　　如果宝宝长时间打嗝，喝热水没有什么效果，也可在开水中泡少量橘子皮，待水温适宜时给孩子饮用。橘子皮有调畅气机、化胃浊、理脾气的作用，有助于止住嗝。另外，可用指尖在宝宝的唇边或耳边轻轻地挠痒，也可刺激宝宝的小脚丫，等到宝宝哭出来，打嗝也就消失了。用玩具或轻柔的音乐来转移宝宝的注意力，使孩子"忘记"打嗝，也是一个好办法。

　　注意，不要等到婴儿已经很饿，或哭得很凶时再给他们喂奶，是避免宝宝打嗝的重要方法。吃母乳的婴儿，如母乳很充足，喂奶时，应避免使乳汁流得过快。人工喂养的孩子，喂奶时也要避免急、快、冰、烫，让孩子吸吮时少吞慢咽。每次吃完奶，都要及时给宝宝拍背。另外，如果是疾病引起的打嗝，用上述方法长时间没有好转，就要及时带孩子上医院就诊。

2. 小孩梦里盗汗湿枕头，试试浮小麦红枣煎

症状：生理性盗汗

很老很老的老偏方：浮小麦30克，红枣20枚，加水煮汤饮用，每日一次，连服10天。

有些小孩经常在睡眠时出汗，汗水浸湿了衣服、枕头，这种现象中医称之为盗汗。盗汗这个名字，主要用来形容汗出在夜晚，不知不觉间失去汗水，像被贼偷走了一样。中医称汗为心液，如果汗被"贼"偷走太多，身体肯定会出现阴虚，所以不能轻视。

我们医院的一位护工小梁，前几年结婚生了个男孩，这孩子一岁多时常常出汗。特别是晚上，睡梦中总是汗流浃背。头上的汗还不是很多，背上的汗水可以把衣服湿透，到下半夜才会好些。家里人为此担心，还带孩子看过医生，但没检查出什么大问题。后来，小梁和我熟悉起来了，就私底下来问我。

其实，小孩盗汗并不一定是病态，绝大多数是生理性盗汗。尤其是睡后一两个小时之内出汗，都是比较正常的。小孩子纯阳之体，有时候因暑热天，或穿太多衣服，都会出少量汗，这属于正常生理的体征。因为小孩皮肤内水分较多，毛细血管丰富，新陈代谢旺盛，自主神经调节功能尚不健全，活动时容易出汗。如果孩子入睡前活动过多，或吃过东西，胃液分泌增多，汗腺分泌也会随之增加。这些都可造成孩子夜间盗汗。

我告诉小梁，对于生理性盗汗一般不主张药物治疗，首先是要消除生活中让孩子出汗的诱因。比如入睡前不让小孩做剧烈活动，

也不要吃得太饱，或吃太多热食物和热饮料；睡觉时卧室温度不宜过高，更不要总是怕小孩着凉，就给小孩穿很厚的衣服睡觉，一定要多观察，穿衣盖被都有适宜的厚薄。大人虽说操的心多些，但孩子就不用受罪了。

如果孩子的盗汗比较严重，也没有明显的诱因，可用浮小麦煎水给孩子喝，能有效止汗。即每天取浮小麦30克，红枣20枚，加水煮汤饮用，每日一次，连服10天。如果没有红枣，也可以用浮小麦15克，熬汁100毫升，加红糖调味给孩子喝，同样适用于小孩夜间盗汗或白天睡觉出汗等症。

我还嘱咐小梁，护理多汗的孩子，应注意勤换衣被，随时用软布擦身，或用点儿婴儿粉给孩子扑，保持皮肤干燥。孩子身上有汗时，应避免直接吹风，以免受凉感冒。多汗易造成阴津亏损，因此要多给孩子喝水，饮食要忌辛辣寒凉，以防止正气受伤，汗出得更多。小梁听了我的建议，回去给孩子煎浮小麦水，喝了十多天后，孩子夜间没再出现盗汗了。

盗汗症名出自《金匮要略·血痹虚劳病脉证并治》，又称寝汗，指入睡后出汗，醒后即止。一般孩子盗汗多因阴虚热扰，心液不能敛藏所致，而浮小麦正好可治盗汗，养心生津。浮小麦是未成熟的小麦，由于放在水中不能下沉反而上浮而得名，含有大量的淀粉、维生素和微量元素等。浮小麦性味甘凉，入心经，有益气除热、止虚汗、退劳热的功效。《本草纲目》对浮小麦功效的说明是："益气除热，止自汗盗汗，骨蒸劳热，妇人劳热。"《本经逢原》也有记载："浮麦，能敛盗汗，取其散皮腠之热也。"因此，浮小麦常用于治疗虚热多汗、盗汗、口干舌燥、心烦失眠等症。

至于红枣和红糖，均属温和之物，是中医常用的补益之品。红枣归脾胃经，有补中益气、养血安神的作用，而红糖含有多种维生素和微量元素，如铁、锌、锰、铬等，具有补血、散瘀、暖肝、祛寒等功效。中医认为汗为心之液，与浮小麦搭配在一起，既可护脾健胃，又可补血止汗。当然，这两样东西都有点儿甜味，小孩也喜欢喝。

不过，盗汗的原因多种多样，治疗方法也各不相同。如果发现以上方法不奏效，那就要去医院查明原因，由医生对症下药了。

3. 湿疹过敏宝宝受罪，清沥草爽身有奇效

> **症状**：小儿湿疹
>
> **老偏方**：取25克清沥草，放在800毫升左右的水里，先泡上十几分钟，然后大火烧开，再小火煮20分钟。煮好的药汁冷了之后，用药棉蘸汁，抹在孩子有湿疹的地方，每日三次。

小儿湿疹俗称奶癣、湿毒，多发于两岁内的婴幼儿，是一种原因复杂的过敏性皮肤炎症。虽说随着小孩长大，一般会自行消失，很少复发，可生湿疹的时候，有一个最大的症状，就是奇痒难忍，小孩非常受罪。有些宝宝后脑长了湿疹，睡觉的时候会不停扭动小脑袋止痒，结果最后会形成"枕秃"，一大片头发都给磨没了，你说那得有多痒!

这年夏天，我们小区的一个新婚妈妈生了大胖儿子，孩子刚两个月时，长了很多小红疹，瘙痒难忍，烦躁不安。孩子的爸妈看着孩子难受，心痛得不得了。给孩子用了不少药膏，起初有效，没多久又长出来了。后来，有街坊告诉孩子的妈妈我懂中医，她马上抱着孩子来找我。

对于湿疹，治疗上一般强调消炎、抗菌。西医一般用糖皮质激素、抗组胺等药物治疗，虽然当时收效明显，但易反复且不能长期用。中医认为，这个病主要是孩子饮食不节，脾胃失调，湿热内盛、脾虚血燥引起，许多中药方以调理脾胃、清除湿毒为主。民间有很多偏方治疗这个病，但也不要盲目用。比如用艾叶煮水洗澡的方法，对于阴虚火旺的孩子或由于湿热引起的渗出型湿疹，就需要

慎用。

我看了看这个孩子，里三层外三层包得挺严实，头发都有点儿湿了，小脸红红的。解开衣服再看，从脖子到背上，长了一大片疹子，有些疹子已经有溃烂，往外渗着淡黄色的水。我说你们不能再这么裹着孩子，孩子体内的湿、热不能透出来，能不生疹子吗？

我给了孩子妈妈一个方子：取25克清沥草，放在800毫升左右的水里，先泡上十几分钟，然后大火烧开，再小火煮20分钟。煮好的药放冷了之后，用药棉蘸汁，抹在孩子有湿疹的地方，每日三次。抹完让药自己干，不用洗掉。

如果宝宝身上的湿疹面积较大，可按同比例多熬些药汁，把熬好的药汁倒进洗澡水里，再给孩子洗澡。注意，患湿疹的宝宝，一定不能用肥皂，洗澡水也不能太热，这些都会进一步刺激宝宝娇嫩的皮肤。如果宝宝的湿疹渗出比较严重，那就要避免用水洗澡，容易引起感染。

这个方子其实就是清沥草一味药，但可别小看它。俗话说一方水土养一方人，其实一方水土也养一方药。清沥草主要生长在我国广西地区和越南，当地环境湿热，人们普遍用它来治湿疹，效果非常好。中药研究表明，清沥草清热燥湿，泻火解毒，除了用于湿疹瘙痒，对湿热泻痢、黄疸、带下、热淋等症都有效。但这味药，比较苦寒，要是孩子本身有寒症，就要小心使用。

如果买不到清沥草，还有一个方子也值得推荐，就是用三黄片加冰片，研成细粉来治湿疹。湿性的疹子，用温和的洗液洗净，擦干后在患处撒上述药粉；干性的疹子，则将上述药粉用麻油调成糊，涂在患处，每天2～3次就可以了。

对于脂溢型或湿润型湿疹的婴儿，可在洗浴擦干后用松花粉均匀涂在患处，这种花粉制剂，含有丰富的氨基酸和全天然维生素以及多种酶，能增强皮肤代谢，吸水性较强，外用有祛风收敛祛湿止血的作用，对皮肤糜烂、脓水淋漓、尿布性皮炎等有很好的治疗作用，尤其用于婴幼儿护肤爽身，防治小儿皮肤湿疹，效果真是又快又好。

上述几种方法对于湿疹症状的缓解有很好的效果，但从根本上治愈，还需要根据患者的个体体质差异注意以下几个方面：

对大人来说，防治小儿湿疹首先应从饮食上入手。母乳喂养的孩子在湿疹发作期间，妈妈应马上停止吃鱼、蟹、鸡、牛奶及牛羊肉等"发物"。喝奶粉的孩子得湿疹时，可以换一种品牌，找到孩子比较耐受的，或将奶粉多煮沸几次，使奶粉中易致敏的蛋白变性，从而减少过敏。

除了上述方法，我又推荐了两个食疗方给孩子的妈妈，让她回去给孩子调理。

（1）薏仁扁豆粥：取炒熟的扁豆100克，薏仁100克，粳米或小米100克，同煮至豆熟烂为止。有清热利湿、健脾和中的作用。

（2）茵陈陈皮茶：茵陈、陈皮各15克，煎水饮用，可加少许糖，有助清热利湿、理气健脾。

最后，我嘱咐孩子的妈妈，等小孩的病情好转，皮肤上的痂皮会逐渐自行脱落，不要强行揭下痂皮。孩子的妈妈按我的吩咐，回去后先给孩子敷药水，再配合食疗，一个多星期后，孩子的疹子就逐渐消失了。

4．小孩皮炎红屁股，涂点山茶油就好

> **症状：**尿布疹
>
> **很老很老的老偏方：**先用温水清洗小孩的屁股，拭干后，用山茶油涂抹患处，每天3～4次，一般三四天可痊愈。另外，涂油后可用电吹风吹患处几分钟，温度在20℃～30℃，距离在30～50厘米，可加快局部血液循环。

前几个月，李女士刚出生不久的女儿，屁股突然红起来了，集中在平时包尿布的位置。她想给小孩涂点药膏，但她父母反对给小孩用化学药品，叫她用爽身粉拍拍就好。她听了父母的话，给孩子拍了几天爽身粉，孩子的病情不但没好转，反而更严重了，除了臀部外，在外阴、会阴、下腹部及大腿根部内侧处，都出现了小丘疹，于是她急忙带着孩子来我的门诊。

我告诉李女士，这其实是小孩常见的"红屁股"，在医学上叫做尿布疹或尿布皮炎。宝宝的皮肤娇嫩，角质层发育差，受到尿液或大便的刺激，很容易就出现尿布疹，所以，一定要勤给孩子换尿布。孩子出现尿布疹，最好别用一般的爽身粉，因为大多数爽身粉里含有滑石粉，会刺激皮肤。另外，尿布疹出现的地方接近会阴部位，女孩长期用爽身粉的话，粉末很容易进入宝宝的阴道或尿道中，对小孩的健康不好。

对付尿布疹，民间就有很多方法，简便有效，而且很少有副作用。我建议李女士，给孩子涂点山茶油试试。首先，用温水清洗孩子的屁股，擦干后，用山茶油涂抹患处，每天3～4次，一般用三四

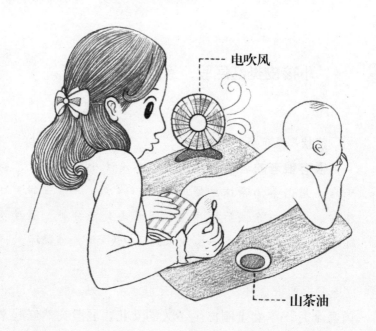

电吹风

山茶油

给宝宝包尿裤前，先用电吹风吹吹小屁屁，能使红屁股现象好转。

天即可痊愈。

尿布疹发生的主要原因，是由于大小便使孩子的臀部皮肤变得过于潮湿，破坏了皮肤表面上的一层天然酸性保护膜，使角质层受磨损而发炎。用山茶油治疗尿布皮炎有较好的疗效，它能有效阻隔皮肤的水分蒸发，具有护肤、润肤的作用。外涂后形成一层保护膜，能有效避免大小便的刺激。但最好的办法，其实是平时注意保持小屁屁的干燥，不要长时间包裹尿布，尤其是宝宝尿布上已经有小大便的时候。

山茶油从茶油树的果籽中提取而得，是最典型的单一不饱和油脂，具有清热化湿、消炎止痛的作用，主治烧灼烫伤。相传元末，朱元璋受伤就曾用茶油外涂，没几天伤口就愈合，红肿渐消。后来山茶油被封为"御膳用油"，历代医家也对茶油有过深入研究。著名医家李时珍在《本草纲目》中就记载："茶油性偏凉，凉血止血，清热解毒。"

现代研究发现，山茶油对常见的微生物具有很好的抑制效果，且其抑菌能力几乎不受pH值影响，热稳定性高，能有效防止皮肤感染，所含的茶皂素则具有抗渗、消炎、镇痛等作用；山茶油还含有维生素E和抗氧化成分，能提供人体肌肤所需的营养，增强细胞的抗氧化作用，有利于糜烂面的修复。另外，山茶油的成分与人体皮肤成分极其类似，相容性好，很少有刺激性和过敏性。

我嘱咐李女士，小孩每次便后要冲洗屁股，擦干后涂上薄薄的山茶油（涂得太厚容易堵塞毛孔），不要马上换上新尿布，让宝宝的小屁屁多透透气。包尿裤前要擦干皮肤，可先在阳光下晒晒，或用电吹风吹几分钟，温度约20℃~30℃，距离约30~50厘米。这样可促进局部血液循环，加快局部皮肤水分蒸发，保持局部皮肤干燥，加快炎症好转。如果小孩红屁屁严重时，需停用一段时间尿布。李女士回去后，按我的方法护理孩子，几天以后，小孩的尿布疹就消退了。

5. 宝宝不停流口水，喝补脾粥好得快

症状: 小儿流涎症（脾虚型）

偏方: 取益智仁30~50克，白茯苓30~50克，大米30~50克。先把益智仁同白茯苓烘干后，一并研为细末备用；将大米煮成薄粥，待粥将熟时，调入药粉3~5克，稍煮即可。也可用米汤调药粉3~5克稍煮，趁热服食。每日早晚两次，连用5天。

"十个娃娃十个流"，流口水似乎是小宝宝的专利。在六个月到三岁期间，流口水是正常现象。如果宝宝牙长齐了，还不时"垂涎三尺"，那就得当心了。

曾女士的宝宝从五个半月时开始流口水，三岁多了都没停，每天衣服胸口前都湿了一片，晚上睡觉也流口水，总是湿枕头。看过很多医生，身体的各方面检查均为正常，但是口水就是不断。后来，曾女士听人说中医对这个有办法，就来找我看病。

宝宝流口水的现象，古代医家称之为"滞颐"，是指唾液不自觉地从口内溢出来，多见于六个月到三岁的宝宝。新生婴儿由于唾液分泌量少，很少会流口水，等六个月大时开始长牙齿，牙床痒痒刺激唾液分泌，但这个时候他们口腔较浅，不懂得通过吞咽来调节，口水就会不断流出来，这属于正常的生理现象。大部分孩子在两岁之前能逐渐有效地控制吞咽动作，停止流口水。

那么，孩子两三岁后还流口水是什么原因引起的呢？这很可能是孩子口腔内患有炎症，鹅口疮、口腔溃疡、牙周炎、咽炎等，都

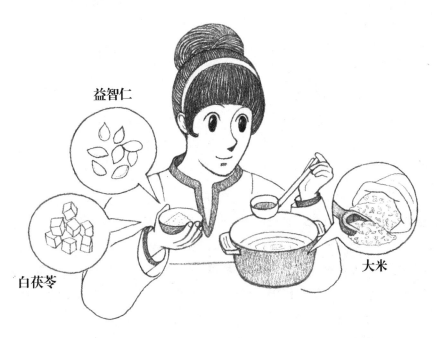

益智仁

白茯苓

大米

宝宝流口水是脾虚，需要熬点补脾粥来调理。

可能会刺激口腔腺体分泌，导致口水多。另外，一些重大疾病也会导致孩子流口水，比如面部神经麻痹、智障等，不过这种情况比较少见。

我见曾女士的小孩流的口水清稀，没有什么异味，又掰开孩子的嘴瞧了瞧，口腔也没有异常。听说这孩子食欲不好，大便软稀，再加上面诊把脉，我基本就清楚了病因。

中医认为，小孩流口水是脾胃湿热，或脾胃虚弱，不能摄纳津液所致。脾胃湿热的孩子流的口水黏稠，口气重，舌红苔黄，指纹色紫，还有食欲不振、腹胀、大便秘结、小便黄赤等症状，治疗时宜清热祛湿。脾气虚的孩子则食欲不佳，大便稀薄，舌淡苔白，脉虚弱，曾女士的孩子就是属于这种情况。按照中医的理论，脾虚的人面部肌肉容易松弛，加上口腔内腺体分泌物多，睡觉时不能自主咽口水，口水很自然就流出来。

我告诉曾女士，脾虚主要与饮食不节制有关。孩子三餐无规律，暴饮暴食，或过量吃甜食、生冷油腻的食物，都会导致脾虚。曾女士连连点头，说这孩子平时是老人带，确实不太规律，甜食也吃得多，以后真得注意了。

对于脾虚的孩子，补脾益气才是治疗的根本，于是我给曾女士推荐了一个偏方：取益智仁30~50克，白茯苓30~50克，大米30~50克；先把益智仁同白茯苓烘干，一并研为细末备用；将大米煮成稀薄粥，待粥将熟时，调入药粉3~5克，稍煮即可。也可用米汤调药粉3~5克稍煮，趁热服食。每日早晚两次，连用5天。

中医认为，益智仁可温补固摄，暖脾、止泻、摄唾，温肾、固精、缩尿；茯苓利水渗湿、益脾和胃、宁心安神。现代研究发现，益智仁含挥发油、益智仁酮、维生素B_1、维生素B_2、维生素C和多种氨基酸、脂肪酸等，益智仁煎剂具有健胃、抗利尿、减少唾液分泌的作用；而茯苓能增强机体免疫功能，松弛消化道平滑肌，具有抑制胃酸分泌，防止肝细胞坏死，抗菌等功效。两者合用，对脾虚造成的小儿流涎症有很好的疗效。

我嘱咐曾女士，平时可给小孩吃健脾食物，如芡实、山药、薏米、莲子、大枣、栗子、胡萝卜、香菇、扁豆等，只要不过量，慢慢就能把脾胃给调过来。曾女士的宝宝按我的方子服用了一个疗程，口水量逐渐减少，之后她继续给宝宝调养，一个月后就彻底止住了口水。

6. 宝宝整夜哭闹好心烦，五倍子膏让全家都睡安稳

> **症状**：小孩受惊夜间哭闹
>
> **很老很老的老偏方**：五倍子1.5克，研成细末，用老陈醋调成膏状，外敷脐中，用胶布固定，贴10~12小时。每日换药一次，连敷3天见效。

小孩晚上哭闹，是许多新妈妈最头疼的。尤其是还在上班的妈妈，白天累了一天，晚上还不能休息。很多姐妹生孩子之后，比以前瘦了很多，原因就是这个。我表妹的孩子，从四个月大时就有夜啼的毛病，白天还好好的，到了夜晚常突然惊醒，哭闹一两个小时，表妹简直烦透了，换尿布、喂奶、安抚……婆婆也在一边出主意，可几乎没一个管用，最厉害的时候，一直哭到天亮，连声音都嘶了。

后来，表妹打电话向我诉苦，我一边安慰，一边提醒她，别小看孩子哭闹的问题，小孩夜间哭闹，不单单是睡前过饱过饥、被褥太厚、尿布湿了等生理因素引起的，它还可能是某种疾病的表现，如急性中耳炎、蛲虫病、软骨病等，一定要带孩子上医院检查一下。表妹听了我的劝，上医院做了一系列检查，没查出什么疾病，脉象唇舌没异常变化，也不缺钙，这是怎么回事呢？

表妹又说，这孩子白天午觉和精神都好，胃口也照常，便便也正常。但只要到了晚上，肯定睡不踏实，常在梦中惊醒，醒来哭得脸色泛青，紧紧抱住她不放，运气好也要安抚很久才会入睡。

中医认为，小孩夜间哭闹一般是中焦虚寒、心经积热、恐惧

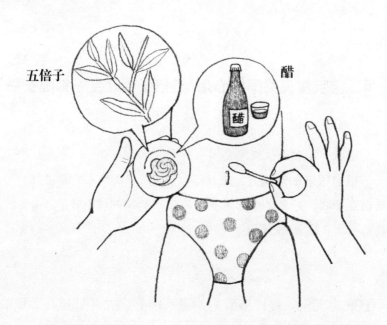

五倍子　　　　　　　　　醋

宝宝夜间哭闹，用五倍子调成药膏外敷可以安神。

惊吓所致，寒则痛而啼，热则烦而啼，惊则神不安而啼。根据表妹的描述，我想这个孩子应该是受惊夜啼，于是我建议她试一个小偏方：取五倍子1.5克，研成细末，用老陈醋调成膏状外敷在肚脐中心的神阙穴，再用胶布固定，贴10～12小时。每日换药一次，连敷3天可见效。

小孩夜间哭闹是一种常见病，临床上因热扰心神而烦躁哭闹的孩子最多见，但也有不少是因为突受惊恐而引起。现代医学认为，惊吓是由于小孩神经系统发育不完善，对外界的变化，特别是声音的变化不能作出正常反应而引起。中医则认为小孩脏腑娇嫩，形气未充，心气虚，胆气弱，肾气亏，易受外界的干扰，有时看到什么可怕的东西、听到什么异常声响，或受到其他外来刺激，都可能会引起小孩惊恐而气机逆乱、神志不安，这很容易被家长忽视。

对于夜惊啼哭的孩子，治疗时需镇定安神。上方中的五倍子敛肺益肾、止泻固脱，归肺、大肠、肾经，一般用来治肺虚久咳、自汗盗汗和拉肚子的比较多，但它还可以治小儿夜啼，这个功效在《本草纲目》中有记载。神阙穴又名脐中，是人体经络总枢，古人有"脐为五脏六腑之本""元气归脏之根"的说法。肚脐是最怕着凉的地方，作为腹壁的最后闭合处，它的屏障功能较差，但正因为它是腹壁最薄的地方，在这个部位敷药有利于药物的渗透吸收，药效可以直达病所。这个方法见效快，无副作用，特别适合年龄小的孩子，临床上年龄越小的孩子治疗效果愈明显。五倍子敷肚脐，除了对小孩夜间哭闹有效，对小孩遗尿和小孩盗汗也有一定效果，如果家里的孩子有这个毛病，也可以一试。

表妹按我的方法给孩子敷药，果然，敷了三天，孩子夜间哭闹的时间明显缩短了，第四天晚上，孩子不再容易惊醒，安安稳稳睡着了。表妹问我要不要继续给孩子敷药，我叫她可以不用再敷了，夜间啼哭是新生儿最常见的现象，随着年龄的增长会好转的，不用太担心。

7. 小孩吐奶不用怕，按按小肚子即可

> **症状**：婴幼儿吐奶，量多频繁
>
> **偏方**：喂奶半小时后，以婴儿肚脐为中心，四指并拢，按顺时针方向轻轻按摩婴儿腹部，用力要适中，幅度不能太大。按摩5～10分钟，每隔4～6小时按摩一次，坚持数周，吐奶现象减少后可相应减少按摩次数。此方适合因脾胃虚弱引起吐奶的小孩，如急性疾病引起的吐奶、呕吐现象，应采取其他方法或送院治疗。

　　甘小姐是我以前的病人，最近她喜添一位小千金，一家人都宝贝得不行，给孩子吃的，用的都是千挑万选，但小宝宝却似乎"不领情"，不管是吃母乳还是吃奶粉，给她喂奶后没多久就把奶吐得差不多了，于是只能一点一点地喂，给她喂一顿奶，往往要折腾几个小时。为此，甘小姐都给孩子换了好几种进口奶粉，喂奶时也严格按照妇婴手册的指导来做，但小宝宝的胃口却没有一点改变。

　　家里的老人喜欢看中医，看到孩子这样，说还是找中医调理一下比较好，甘小姐就带着孩子来找我看病。

　　我给孩子做了一些体表检查后，又问了一些平时的症状，了解到她还是能喝奶的，大小便也基本正常，应该不属于肠道病变导致的吐奶。从中医的角度来看，应属于小儿脾虚，无法下纳。婴幼儿的肠胃功能发育尚未完善，胃的入口——贲门的收缩功能比较弱，而且宝宝的胃在腹腔内是处于水平位置的，很容易因为喂奶的姿势不正确吸入大量空气，在喝完奶后就容易因为打嗝、嗳气等原因出

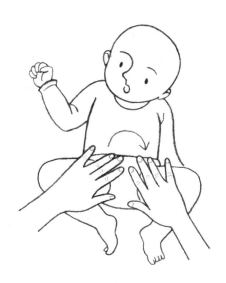

宝宝吐奶了，按顺时针揉揉小肚子就好。

现吐奶或溢奶。

　　吐奶的情况常出现在四个月以内的婴幼儿，四个月后婴幼儿的肠胃功能逐渐完善，吐奶就比较少出现了。甘小姐的孩子才两个月大，如果用药物来调理的话，怕孩子的肠胃不容易接受，另外也比较麻烦，所以就建议甘小姐给孩子做做腹部按摩。可能因为孩子太小，我看她比较迟疑，就告诉她，小儿按摩是经过长时间验证的中医治疗方法，通过按摩刺激小儿身体相关的穴位和部位，就可以达到缓解病情、改善体质的效果。

　　这种小儿腹部按摩的方法也很简单，以婴儿的肚脐为中心，四指并拢，按顺时针的方向轻轻按摩，用力要适中，幅度不能太大，按摩最佳时机选择在宝宝两次吃奶之间，不宜在吃奶后立即按摩，以免加重呕吐，按摩5～10分钟，每隔4～6小时按摩一次，坚持数周，吐奶现象减少后可相应减少按摩次数。初学按摩的人容易犯摩擦皮肤的错误，其实用力的要点是向下，而不是向周围，手指和皮肤是不形成摩擦的，按摩完毕后，皮肤不会出现发红的现象为好。

　　我给甘小姐示范了几次，她很快就掌握了方法，我又告诉她，这种按摩腹部的方法适合因为脾虚引起吐奶的情况，也适合小儿出现便秘、上火的症状，如果是有腹泻的时候，就可以采取逆时针的方向来按摩，可以起到止泻的效果。不过，如果是因为肠胃炎等急性疾病引起的呕吐、腹泻等症状，就不能只靠按摩来治疗了，必须要采取药物治疗和相应的处理，所以及时带孩子上医院看病才是好的选择。

第二章

小孩肠胃老偏方，
吃好拉好才健康

肠胃好，营养吸收快，成长更健康。

小孩吃不好，消化不良，排泄也会跟着出问题，还会影响孩子的生长发育，确实让人担心。现在，由于各种各样的原因，肠胃问题已经成了来医院看病的小孩子中最常见的病症之一。家长平时照顾孩子，学习一些经过科学验证的老偏方，就可以及时帮助孩子调理肠胃，更方便，更安全，也更省心。

本章我介绍了许多针对肠胃、排泄问题非常有效的实用老偏方，如果小孩遇到这些问题，都可以试试。

8. 便秘直哭闹，赶紧揉肚脐

症状：小儿功能性便秘

偏方：让孩子平卧，保持室温适宜，解开衣服露出脐部，用右手掌心按孩子的脐部，手法由轻柔到渐渐用力做揉脐动作。外热食滞导致的实证便秘按顺时针方向揉，阴虚、无力导致的虚证便秘往返揉。每次揉脐约200周，每日一次，三天为一疗程。治疗期间不用润肠通便药物。

小孩子便秘实在太常见了，看着孩子拉不出来，食欲也下降了，相信每个家长都会心急如焚，恨不得有什么灵丹妙药，一吃马上就能排便。

前一阵搬来了新邻居，家里有一个四岁左右的小孩。这孩子长得有些瘦小，精灵可爱，每次上下班见到他，都喜欢逗他玩几下。这天下班回来，看到这个小不点儿在走廊上号啕大哭，妈妈正在一旁训斥。一问才知道，小家伙最近经常便秘，家里人很担心，给他喝蜂蜜水、吃香蕉，效果不明显。妈妈每天逼他大便，实在便不出就用开塞露，把他给惹烦了。

看着孩子眼睛都哭肿了，我赶紧制止了孩子妈妈。这么小的孩子，便秘怎么能经常用开塞露呢？这只会使孩子产生依赖，一旦没有这种强烈刺激，孩子就排不了便，久而久之，反而加重便秘，甚至还会影响肛门括约肌的正常收缩。孩子的妈妈听了我的话，神情更紧张了，说以后尽量少用。得知我是医生，她像遇到救星了，连忙问我该怎么办。

我给小孩检查了一下，发现孩子的舌红，苔白厚，手心热，又从她妈妈口中得知，孩子除了大便量少干燥、难于排出外，还有腹部胀满、食欲减退等症状，知道这些我心里就有谱了。我叫孩子先进房，在床上躺下来，给孩子掀开衣服，露出肚脐部位，用右手掌心按顺时针方向给孩子按揉脐部，手法由轻柔渐渐用力，重复做揉脐动作。示范完了，我告诉孩子妈妈，就像这样给他揉，一次要揉200下。

可能是有生人在场，也可能是刚才我揉得他舒服，这孩子很乖，躺在床上任由我们给他揉肚子。孩子的妈妈耐心地揉了近100下，孩子的肚子里有轻微的响声，我叫她继续揉。还没到200下，孩子就喊着要"便便"了。孩子妈妈赶紧把孩子抱到厕所，可是拉出了几颗硬便后，又没动静了。我叫孩子的妈妈别急，嘱咐她坚持这个方法，每日一次，三天为一疗程，治疗期间不用其他润肠通便的药物。此外，要多让孩子吃青菜水果，多给孩子喝白开水，每天早上起床马上喝一杯温水。

第二天我下班回来不久，邻居孩子的妈妈来敲门道谢，说听了我的嘱咐，一大早起来就给孩子喝杯温水，然后又给他按摩200下，果然，中午孩子就拉出来了。我让她再坚持几天，以后遇到这种情况，就用这种办法，平时也要注意一下孩子的饮食。

便秘早在《伤寒论》中有所论述，称之为"阳结"。小儿便秘是儿科常见疾病，出现便秘的原因也有所不同，但绝大多数都是功能性便秘。临床辨证有虚实之分，但以实证多见。小孩的体质一般是"阳常有余，阴常不足"，常常因外感热病热邪蕴积肺部，肺热又转移到大肠，或食物滞在胃肠里化热伤津，从而导致实证便秘。但也还有一种情况，因胎禀不足，元气衰微，或久病失养，肺脾气虚，大肠传导无力，而导致虚证便秘。

区分实证和虚证并不难，实证便秘的孩子人烦躁、怕热，舌红舌苔黄，小便偏黄短，脉实而有力，治疗宜清热通便，可给孩子喝点菠菜或白菜汤，也可以喝胡萝卜汁或空腹吃半个苹果；而虚证的孩子怕冷，舌苔薄白或厚白，舌质淡，人没力气、疲软，治疗宜健脾运脾，滋润通便，可给孩子吃点黑芝麻、韭菜汁、土豆蜂蜜汁、地瓜粥。不过饮食是需要长期坚持的，见效比较慢，这时父母千万不要急着给孩子用泻药，泻药一般针对实证便秘，不可以乱用。针对小儿脾胃柔弱、不爱吃药的特点，选用按摩手法治疗本病再合适不过了，安全无副作用，且见效快。

那么揉脐为什么会让孩子通便呢？这是因为大人的手掌较大，在给孩子的腹部按摩的过程中，不仅按揉到了神阙穴，同时也按揉了双侧的天枢穴。神阙穴具有温阳散寒、补益气血、健脾和胃、消食导滞的作用；而天枢是大肠的募穴（注：募穴指的是脏腑之气汇集于胸腹部的一组特定穴位），主要起到调理肠胃、行气消胀、消食导滞的作用；这两个穴位相配按摩，能起到导滞通便、调理气机的功效。

根据辨证，一般实证的患者要施以泻法，以泻热通便，使有形之邪逐出体外；虚证的患者要平补平泻，去邪而不伤正气，扶正而不留邪。所以，使用按揉法还要注意一点，就是要掌握按揉的方向，实证便秘要按顺时针方向揉，虚证则要往返揉，可千万不要搞反了。

另外，孩子有便意，却许久拉不出来时，家长千万别催，也别让孩子用力挤。这时家长可在一旁轻轻敲击孩子背部，自上而下拍打孩子的腰椎到尾椎部位，孩子很快就能拉出来了。

最后，还要提醒一点，小儿便秘分为功能性便秘和器质性便秘，如果孩子长期便秘没有改善，就有可能是器质性的，一定要上医院确诊，以免耽误病情。

9．消化不良引腹泻，自制酸奶来调理

症状：消化不良性腹泻，伴腹胀肠鸣

偏方：

①自制酸奶给宝宝食用：将鲜牛奶小火煮沸后冷却，去掉上面结的那层奶油（脂肪），这样反复煮几次用于脱脂，基本上不会再有奶油了。买市场上信得过的老酸奶做引子，和35℃～40℃脱好脂的鲜牛奶按1:10的比例混合拌匀，放入酸奶机中，按说明通电放置一段时间，即可食用。

②取干莱菔子15克研末（药店一般都提供打粉研末服务），与鸡蛋1枚搅匀，放入烧好香油的锅内，煎成蛋饼备用，不可煎焦。每晚临睡前，将患儿脐部洗净揩干，将煎好的莱菔子饼加热到约30℃～40℃，贴敷在婴儿脐上，外用绷带固定。每晚一贴，直到肚腹胀痛好转为止。

许多家长因长期喂养不当，常常导致宝宝消化不良性腹泻，结果是孩子不舒服，家长着急，还不知道原因出在哪儿。

有一次，一位妈妈抱着一岁半的宝宝过来看病，说宝宝反复拉肚子，妈咪爱（注：妈咪爱是一味市面有售的消化药，即枯草杆菌、肠球菌二联活菌颗粒）不知道吃了多少，但效果不明显，又不敢轻易给孩子吃西药，就跑到中医院来看病。

我仔细问了孩子的症状，除了腹泻外，还有呕吐、腹胀、肠鸣的症状。先开了检查单，发现大肠杆菌培养为阴性，并不是肠道感染，主要原因应该是消化不良。既然这孩子之前用妈咪爱等没有明

显效果，我建议这位妈妈给宝宝以酸奶治疗为主，再辅以莱菔子饼外敷促进消化。

自从有了酸奶机，现在家庭自制酸奶简直成了潮流。虽说简单易行，可宝宝喝的酸奶，和大人的有所不同。尤其是消化不良的宝宝，主要原因大多是因为对乳糖不耐受，所以做酸奶时，脱脂是比较重要的。具体方法如下：将鲜牛奶小火煮沸后冷却，去掉上面结的那层奶油（脂肪），这样脱脂五六次，基本上不会再有奶油了。买市面上信得过的老酸奶做引子，和脱脂后放到35℃~40℃的温热鲜牛奶按1:10比例拌匀，放入酸奶机中，按说明通电放置一段时间，即可食用。可根据小孩的饮食基础和病情，灵活掌握酸奶用量，多食者多给，少食者少给，不要勉强进食，逐步改善宝宝的肠道功能。比如刚开始，可以一顿喂一半酸奶和一半鲜奶，慢慢过渡到一份酸奶两份鲜奶，最后直到全奶。

我曾经把这个方法介绍给许多消化不良性腹泻的婴儿，发现对1~2岁的宝宝疗效最好。注意，一岁以下的宝宝最好不要喝酸奶，以免影响孩子肠道菌群的建立。

酸奶能帮助宝宝消化，主要是因为其中的乳酸能使蛋白质分子变小，有利于婴幼儿消化吸收。同时，可使肠道内酸度增高，从而抑制腐败细菌的繁殖，并防止蛋白质发酵，减轻肠胀气，助消化和止腹泻。酸奶含有较优质蛋白质，可纠正机体长期缺乏蛋白质而导致的营养不良现象，并能纠正消化酶紊乱，改善消化功能。经几次脱脂的牛奶，脂肪含量极微，符合腹泻时限制脂肪的要求，对喂养不当而导致的单纯性腹泻患儿，疗效显著。

另外，我还建议这位妈妈用莱菔子饼敷脐。具体做法：取干莱菔子15克研末，与鸡蛋1枚搅匀，放入烧好香油的锅内，煎成饼备用，不可煎焦。每晚临睡前将患儿脐部洗净揩干，将煎好的莱菔子饼约30℃~40℃贴敷在婴儿脐上，外用绷带固定。如莱菔子饼冷却可外用热水袋敷在莱菔子饼上加热，每晚一贴，肚腹胀痛好转为度。

莱菔子即萝卜的种子，有顺气消食除胀的作用，一般治疗腹痛、腹泻多选用莱菔子内服。不过内服对于婴幼儿来说，怕药力过猛，损伤脾胃，所以改内服为外敷，药物通过热力作用渗透于脐中，可起到异滞消积、温经散寒、化瘀止痛的作用。

这位妈妈听完我的方法，脸上露出难色，问我可不可以买现成的酸奶给宝宝喝？我叫她最好自己制作，这样更安全，如果实在不想做，可以买价格较贵的羊奶粉或专门针对乳糖不耐受的低乳糖配方奶，试着给孩子喂，看看效果。如果不想做莱菔子饼助消化，也要慎用消化药物，可以给孩子吃点促进消化不伤脾胃的食物，比如给孩子喝点米汤，适当口服一些淡盐水。另外，治疗期间小孩的食物应少糖、少油、少膳食纤维，细软易消化。

如果不是胃肠感染或其他疾病引起，小儿腹泻多半是喂养的原因。比如宝宝对吃的配方奶不适应，就要及时更换一种试试，或者吃羊奶的配方奶，采用少食多餐的方式等。食用母乳的孩子，虽然也有消化不良的现象，但毕竟为数较少，所以还是建议妈妈们尽量母乳喂养。

10．急性腹泻防脱水，车前草煲粥胜好药

> **症状：** 小孩急性腹泻（水泻型腹泻）
>
> **很老很老的老偏方：** 取鲜车前草30克，或在中药房买干车前草15克，洗净切碎，煮20分钟后，去渣取汁，加入大米50克，煮成车前粥服用。有清热、祛湿、利尿作用，适用于宝宝急性腹泻伴小便少。

几年前，我曾在一个社区的卫生服务站做义诊，有许多家长抱着孩子来检查身体、看常见病。傍晚时分，有位年轻的男子抱着孩子急急忙忙地跑上前，后面还跟着一个老太太，神情很沉重。两个人七嘴八舌地对我说，这孩子昨天肚子犯了毛病，一天拉了五六次，有时拉得很稀带水，有时像蛋花汤一样。昨天孩子爸爸一直在工地上忙，家里只有老人，今天回来准备上医院，刚好看到社区有义诊，就抱着孩子过来看看。

细问之下才知道，这位年轻的爸爸是建筑工人，平时家里只有奶奶帮着照看小孩，老人对孩子很宠爱，小孩平时出门，看到什么要吃时都给买，拉肚子也不是一回两回了。

这孩子大概三岁，年纪还小，看他脸色青白，精神萎靡，舌淡苔薄白微腻，脉细弱，这个时候最好就不要吃太多西药。我问孩子尿多不多，老人抢着回答说就是拉稀厉害，尿很少。我叫他们先别急，孩子暂时没有危险，回去可以先喂点儿淡盐水，防止他脱水。此外，可以给孩子煮点车前粥喝。方法很简单：取鲜车前草30克或药房售的干车前草15克，洗净，切碎，煮20分钟后去渣取汁，加入

大米50克（大人抓一把的样子），煮粥服用。这个方子有清热祛湿利尿作用，适用于小孩急性腹泻伴小便少。如果这个方法不灵，我让他们马上打电话给我。

孩子的爸爸听了我的话，回去就给孩子弄车前粥，结果孩子当天晚上腹泻次数就有所减少，尿量增多，睡眠时间也长了。第三天，孩子的爸爸高兴地打电话给我，说孩子不再腹泻，大便成形，次数也正常。

小孩腹泻是儿科常见的多发病，夏秋季节尤其多见。小孩在夏秋之交，贪凉饮冷，或多食瓜果，都容易伤到脾胃。脾胃一旦伤了，就很容易出现腹泻的症状。小儿腹泻的病理主要是外感风寒、内伤饮食、脾运失常、清浊不分而发病。小孩子都是纯阳之体，而阴不足，腹泻不止尤其容易伤阴。孩子一天拉多次水样便，如果不及时治疗，会发生严重的后果。所以止泻涩肠是首务之急，治疗应当以健脾利湿止泻为主。

中医有"治湿不利小便，非其治也"之说。按照这个理论，我一般建议水泻的孩子喝车前粥，常常具有立竿见影的效果。车前，味甘性寒，归肾、膀胱、肝、肺经，有利水清热、止泻、清肝明目、清肺化痰的功效，具有利小便而实大便的作用，且利尿而不伤阴。另外，车前草的种子就是车前子，也有类似功能。王好古曰："车前子，能利小便而不走气，与茯苓同功。"

现代研究表明，车前子具有利尿及促进消化液分泌增加的功效，且有一定的抗菌和消炎、止血等作用，临床上治疗急、慢性细菌性痢疾、单纯性小儿消化不良，具有不错的疗效。车前煮沸成粥状，可利小便而实大便，一服即见效，药味简单，孩子易于接受，尤其适合治疗水泻型的小儿秋季腹泻。

不过车前性寒，凡内伤劳倦、阳气下陷、肾虚精滑及内无湿热者，要慎重服用。孩子服用上述方子只适合急性腹泻，不宜久用。小儿脾常不足，上述方子停服后要给孩子吃点补脾益气的东西调理。泄泻之本在于脾，而小儿之脾又常不足，所以治疗小儿腹泻，调理脾胃为第一要务。古人有"无湿不成泻"之论，腹泻的致病因素主要是湿。根据这一特点，临证用药宜偏温。脾健之功在脾阳，湿邪容易损伤阳气，护阳唯温。可以到药店买六君子丸或参苓白术散，给小孩适量吃点，可以促进机体的防御机能，提高小儿的抗病能力。如有明显受寒的诱因，可使用藿香正气散以解表散寒，祛湿止泻。

一旦孩子长时间腹泻，不可盲目用药，最好用食疗。对于迁延性腹泻，不妨试试山药薏仁粥：取糯米30克，山药30克，薏仁15克，共煮粥，粥将熟时加砂糖少许，稍煮即可服用。这个方子有健脾利湿作用，对于久泻的孩子有不错的疗效。

如果孩子是消化性不良引起的腹泻（参看前一篇：《消化不良引腹泻，自制酸奶来调理》，第27页），还可以熬点小米粥（粟米粥），取少量清液，分多次给孩子喝，喝上一天病情就会好转，三天就可痊愈。另外，有些孩子腹泻可能是肚子受凉引起的，这种情况一定要注意腹部保暖，孩子腹泻不止时要适当减少进食，饮食以清淡和易消化为主，只要大人用心给孩子调理，孩子的腹泻很快就能好转。

11．小孩厌食不用愁，捏捏脊背胃口好

> **症状**：小孩厌食症
>
> **很老很老的老偏方**：让孩子俯卧，用双手的食指和拇指，提捏孩子脊柱皮肤肌肉（可在后背抹一点婴儿润肤油），一般捏三次，提一次，先从颈椎到尾椎，再由尾椎到颈椎，反复十次左右，直至皮肤潮红为止。手法要轻柔，每天捏一次。捏完后再在脾腧穴上用拇指按压2分钟。7天为一个疗程，一般按摩两天可见效。

"吃多一口就带你出去玩！""再不吃饭妈妈就不要你了！"经常听到家长端着饭碗，追着孩子，又是引诱又是威逼，可孩子就是不吃。去年夏天，我去亲戚家做客，吃饭的时候，表妹哄了孩子好久，孩子含着饭没有半点动静，光顾着玩，表妹终于失去耐心了，打了孩子一巴掌，孩子哇哇大哭起来。

我问表妹怎么回事，表妹说自从孩子上了幼儿园后，就不爱吃饭。每次吃饭都要费好大劲儿，也不过吃那么几口。孩子越来越挑食，大人真是着急，看孩子脸色不好、日渐消瘦，既生气又心酸。带孩子去看医生，医生说是厌食症。为了治这个病，她给孩子吃了各种健胃消食的药，起初有效，但一停药，孩子又不爱吃饭。听表妹说了后，我问孩子这种情况多久了，她说已经大半年了。

我告诉表妹，很多健胃消食的药比较寒凉，长期吃，对于脾胃虚弱的孩子是有害的，最好采用食疗或按摩的方法。我推荐她一个偏方——捏脊。首先，让孩子俯卧，在孩子的后背上抹点婴儿油

（防止擦伤），然后用双手的食指和拇指提捏小儿脊柱皮肤肌肉。一般捏三次，提一次，先从颈椎到尾椎，再由尾椎到颈椎，反复十次左右，直至皮肤潮红为止。

注意，按摩的手法一定要轻柔，不要让孩子感觉很痛，不愿意配合。每天晚上睡觉前，或者其他空闲时间，孩子空腹的时候捏一次。每次捏完之后，再在脾腧穴上用拇指按压2分钟。一般来说，这样按摩两天，就会感觉到孩子的食欲有所增进。

另外，我建议表妹给孩子吃点山药小米粥、白萝卜鲫鱼汤等有助消化的食物，脾胃调理好了，食欲自然会增加。表妹记下了我的方法，说回头一定听医生表姐的话，严格照办。第三天，她很高兴地打电话给我，说孩子终于有胃口吃饭了，我叫她再坚持按摩一个星期，巩固一下。

小孩厌食症是指小孩较长时期见食不贪、食欲不振、厌恶进食的一种常见病证，属于一种慢性食欲障碍性疾病。中医学认为，小孩脏腑娇嫩，形气未充，脾常不足，故脾胃的运化受纳功能常常受到各种因素的影响，但其中的某些表现可以隶属于恶食、伤食、食积等范畴。食欲和消化都是脾的任务，治疗孩子厌食的最根本方法是调节脾的功能，捏脊就可以达到这个目的。

捏脊疗法是中医学千百年来流传下来的治疗小儿疳积、厌食症等疾病的有效方法。因其操作简单、疗效确定而被临床广泛应用。临床治疗显示，捏脊疗法治疗小儿厌食症疗效优于口服药物治疗，通过捏脊可达到健脾益气，消食化积、开胃和中、增进食欲、促进吸收的功效。而按揉脾腧穴，同样能有效改善腹胀、腹泻、呕吐、痢疾、便血等脾胃肠腑病证，增进疗效。这个按摩方法操作简单，省去煲中药的麻烦，且见效快、疗效好。

值得注意的是，家长别以为孩子食欲不好就是厌食症，乱给孩子吃药，结果食欲更差。医学上对宝宝厌食症的诊断有特定的标准，厌食时间三个月以上，厌食期间身高、体重未增加，才能定性

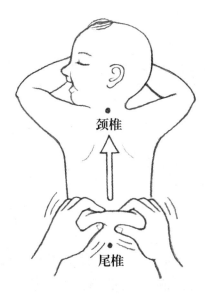

颈椎

尾椎

每天给小孩捏一捏脊背，消除小孩厌食烦恼。

为厌食症。小孩只是小病，甚至没病，就给孩子吃一堆药下去，结果真的搞出病来，这种例子真是见得太多了。

小儿厌食症的发生多由于喂养不当、情志失调、先天不足等原因，损伤脾胃正常的受纳功能，导致脾胃失和，运化失职。治疗小儿厌食症，着重健脾。预防小儿厌食症的发生，关键要掌握正确的喂养方法，饮食按时有度，忌食肥腻、生冷、甜食，也不要看到孩子消瘦就乱给孩子滋补。一旦发现孩子食欲不振，要及时查明原因，尽快治疗。对病后胃气刚刚回复的孩子，要逐步增加饮食，切勿暴饮暴食而致脾胃受伤。

另外，还要注意孩子的情绪，千万不要动辄训骂，防止小孩惊恐恼怒，伤脾。遵照"胃以喜为补"的原则，先从小儿喜欢的食物着手，诱导开胃，待其食欲增进后，再按营养的需求供给。

12．小孩贪食肚子胀，山楂萝卜助消化

症状：积食，伴口臭、腹胀、大便干结

偏方：山楂25克，白萝卜50克切成片，一起煎一小碗汤，一次服下，一天两次，对小孩消化不良造成的积食有特效。

俗话说"儿童不知饥饱"，也就是说孩子只管吃好吃的，根本不管自己吃撑了没有。每年的节假日过后，来我门诊看消化不良的孩子会明显增多。去年中秋节过后，就有位妈妈带着三岁的孩子来看病。这位妈妈说，孩子平时胃口很好，中秋节这几天，家里好吃的特别多，孩子一整天没停过嘴，吃了不少甜食，第二天孩子就不爱吃东西，肚子总是胀胀的，爱哭闹。妈妈看孩子一整天不吃饭，强迫孩子吃，还没吃完，孩子就吐了。这下可急坏孩子妈妈了，她赶紧带孩子来看病。

仔细询问后，得知孩子除了食欲不振外，还手足心热、口干、便秘，再看孩子舌苔黄腻，还能闻到呼出的口气中有酸腐味，基本可以断定这孩子是积食了。很多孩子由于年纪小，脾胃虚，节日吃太多零食很容易积食，或者叫积滞。积滞是指小儿内伤乳食、停聚中焦、积而不化、气滞不行所形成的一种胃肠病症。以不思乳食，食而不化，腹部胀满，嗳气酸腐，大便溏薄或秘结酸臭为特征，俗称"食积""食滞"，以脾胃素虚的婴幼儿为多见，相当于现代医学的"婴幼儿消化不良症"。

小孩积食的原因很多，如喂养不当、饥饱不调、爱吃油甜冷的东西，日久导致脾胃升降失调，形成积滞，出现腹胀、呕吐、便秘

等。日久化热伤阴，可出现手足心热、面部潮红、盗汗等。从现代医学观点分析，积滞是消化系统功能紊乱的综合征。如果小儿饮食不规律，长期偏食，导致胃肠疲劳，消化液分泌失调，食欲不振，影响消化吸收。如果食物缺乏维生素B、纤维素、蛋白质等的刺激，交感神经兴奋增强，胃液分泌下降，胃肠蠕动缓慢，则会出现便秘，大便不能及时排出，引起自身中毒，出现恶心、呕吐、食欲减退等。如果食物中糖类过多，胃常有饱胀感，且胃受刺激又易引起乳酸发酵造成胃部发炎，出现疼痛、呕吐，加重食欲不振。

一般临床治疗这个病，许多医生都会给孩子开大黄等中药来攻积导滞，不过这位妈妈说，这孩子从小不爱吃药，稍微有点儿苦的东西，吃进去就会吐出来，谁都拿他没办法。既然这样，我建议她回去给孩子煮点山楂白萝卜水喝，具体做法：山楂25克，白萝卜50克切成片，一起煎一小碗汤，一次服下，一天两次。喝这个萝卜水，一定不能再为了让孩子爱喝，就加糖什么的，这已经是最低限度了。

山楂以果实作药用，性微温，味酸甘，入脾、胃、肝经，有消食健胃、活血化瘀、收敛止痢之功能，对痞满吞酸、泻痢肠风、小儿乳食停滞等，均有疗效，可以说是消化不良和缺少胃酸患者的理想食品。现代药理研究发现，山楂之所以能治疗消化不良、腹泻腹痛，主要是因为它含有抑制细菌、治疗腹痛腹泻的成分。山楂中的脂肪酶可促进脂肪分解；山楂酸等可提高蛋白分解酶的活性，有助消化的作用；山楂煎剂和乙醇提取物对福氏痢疾杆菌、宋内氏痢疾杆菌、变形杆菌、大肠杆菌均有抗菌作用。

白萝卜是一种常见的蔬菜，味略带辛辣味。中医认为，白萝卜味辛甘，性凉，入肺胃经，是食疗佳品，在临床实践中有一定的药用价值，本草纲目称之为"蔬中最有利者"。现代研究认为，白萝卜含芥子油、淀粉酶和粗纤维，具有促进消化，增强食欲，加快胃肠蠕动和止咳化痰的作用；白萝卜中的淀粉酶能分解食物中的淀粉、脂肪，使之得到充分的吸收。此外，它还有很强的消炎作用，而其辛辣的成分可促胃液分泌，调整胃肠机能。另外，白萝卜含丰富的维生素C和微量元素锌，有助于增强机体的免疫功能，提高抗病能力。值得注意的是，吃白萝卜时不要吃滋补品，也不要和胡萝卜一起吃。白萝卜主泻、胡萝卜为补，两者最好不要同食。

这位妈妈听了我说的方子，回去后决定给孩子试试。我嘱咐孩子的妈妈，尽量让孩子吃些清淡的食物，比如粥类、蔬菜、水果等，少吃脂肪含量较多、糖果等食物，以免加重病情。另外，我还提醒她，节假日应该让孩子定时定量进餐，在一日三餐中，肉类食品要适量，生冷、油腻、刺激性的食物要少吃。饮食不当很容易造成急性胃肠炎，更严重的还会造成肠道黏膜坏死等。对过于溺爱孩子的家长，有时候我会说得严重点儿，否则根本引不起他们的注意，结果只会对孩子不好。

过了几天，孩子的妈妈带孩子来复诊，说小孩服用了方子第二天就有好转了，排了很多大便，肚子也没那么胀了，也开始吃少量东西。她继续给孩子服用，第三天孩子就不再腹胀，有了食欲，大便也恢复正常了。

临走时，这位妈妈又问，既然山楂、白萝卜对消化这么有效，以后可不可以多给孩子吃，比如给孩子多吃点山楂片、山楂糕作零食，好让孩子吃更多饭。我告诉它，有的东西适量吃是宝，吃多了就会出问题了。山楂只消不补，脾胃虚弱、胃酸过多者不宜多食。

金元四大医家之一朱震亨说过："山楂，大能克化饮食。若胃中无食积，脾虚不能运化，不思食者，多服之，反克伐脾胃生发之气也。"因此，食用山楂也应有所节制，尤其是小孩不宜多吃，以免伤胃。另外，白萝卜也不适合脾胃虚弱者，如大便稀、脾虚腹泻者也应少吃。

13．泡杯生姜热牛奶，小孩呕吐立刻好

症状：小孩呕吐

很老很老的老偏方：

①牛奶100克，放入生姜10克，一起煮熟，分两次服用。

②鸡内金（鸡胗）10克，炒麦芽15克，水煎服。这个方子可治疗饮食所伤引起的呕吐。

去年冬天夜晚，一个住在乡下的远房亲戚丘大伯突然打电话过来，说他孙子晚上吐了几次了，由于家离医院较远，又是夜晚，家里人没法马上带孩子去看病，想起我是医生，于是就打电话过来问，看有没有什么不用去医院的办法。

由于无法面诊，我不能马上确诊孩子的病情，只能通过电话详细地询问孩子的情况。丘大伯说他这个孙子刚满三岁，平时胃口非常好，几乎什么东西都吃，食量也大。这次呕吐，家里搞不清是因为吃错东西，还是积食了。我问丘大伯，孩子腹部有没有着凉或吃什么生冷的东西，丘大伯回答得模棱两可，看来是没有太留意。

病情不是很明确，我只能先推荐一个比较保险的方法，可以应应急。我告诉丘大伯，先给孩子喝点生姜牛奶，准备牛奶100克，放生姜10克一起煮熟，分两次服用。

小孩外感犯胃、内伤饮食、蛔虫侵扰或跌扑惊吓等因素，都会使脾胃功能失调而引发呕吐。无论是什么原因引起的呕吐，其共同的病理变化都是属于胃气通降失和。牛奶味甘、性平、微寒，入心、肺、胃经，有补虚劳、益脾胃、生津润肠的功效，可以治疗噎

膈反胃、胃及十二指肠溃疡、便秘等。《本草纲目》说，"牛奶治反胃热哕，补以劳损。"除有些人对乳糖不耐受，一喝牛奶就难受外，对一般人来说，牛奶既营养又有益脾胃。

生姜则具有温中、止吐、止泻、解毒功效。常用于脾胃虚寒、食欲减退、恶心呕吐、胃气不和引起的呕吐。研究发现，生姜能起到某些抗生素的作用，尤其对沙门氏菌效果明显。生姜还有杀灭口腔致病菌和肠道致病菌的作用。因此，牛奶与生姜共同治疗小儿呕吐，能起到良好的效果。

呕吐只是一种症状，可见多于种疾病，如消化功能紊乱、胃炎、蛔虫、急性阑尾炎、肠梗阻等，但一时也告诉不了丘大伯这么多，只能提醒他，一旦上述方子不见效，要及时带孩子上医院检查，搞清楚到底是什么病，才能准确治疗，别把孩子的病给耽误了。

丘大伯听了我的建议，马上给孩子煮生姜牛奶，喝下去不久，就没再吐了，很快进入了梦乡。第二天，他打电话给我，说今天他又给孩子喝了一点，结果孩子吃了早餐、午餐后都没再吐。我估计孩子这是胃寒引起的呕吐，嘱咐他注意给孩子的肚子保暖，少吃生冷食物。

除了受凉胃寒，小孩饮食不节制，吃太多甜腻不消化的食物，也很容易损伤脾胃。脾气伤则不主运行，胃气伤则不主受纳，脾胃两伤，尤其是胃气受损，不能下行，势必上逆呕吐。《幼幼集成》说："小儿呕吐，有寒有热，有伤食，然寒吐、热吐，未有不因于伤食者，其病总属于胃。"对于这种寒吐，宜消积、降逆、止吐，健脾和胃，使脾气升，胃气降，则呕吐自消。胃积热邪，是呕吐的另一个原因，食积化热，胃肠蕴热化火，则上逆而吐，治疗应清热泻火止吐。

总的来说，就是胃寒了就想办法温补，胃热了就想办法清火。上述方子对于胃寒引起的呕吐腹泻比较有效，如果是胃热型呕吐，最好吃点清凉的东西，比如绿豆粥。伤食型呕吐（积食引起）则要吃有助消化的食物，比如鸡内金粥。具体做法：鸡内金（鸡胗）10克，炒麦芽15克，水煎服。这个方子可治疗饮食所伤引起的呕吐。

14．巧妙按摩穴位，小孩不再尿床

症状：遗尿症

偏方：按摩肾腧、中极、三阴交、百会穴，每个穴位揉按5～10分钟，直到患儿感觉局部发热发胀为止。每日一次，一个月为一疗程。

婴幼儿时期，宝宝的大小便不能自主，是正常现象，当父母的，只能辛苦一些。俗话说，一把屎一把尿养大一个孩子，就指的是这个时期了。但如果孩子慢慢长大后，还是把屎尿拉在裤子上、床上，那肯定是有问题了。

曾有一位母亲带着孩子来找我，小男孩已经七岁了，却还有尿床的毛病，在寄宿学校里，老是被同学和老师笑话。她听说针灸能够治这个毛病，就趁着暑假放假期间来看看。

小孩子随着发育，渐渐会懂得控制排便。从国际小儿排尿节制协会（ICCIS）于1998年公布的标准看，如果小孩年龄已经到了五岁或以上，仍不能从睡眠中醒来控制排尿，进而发生无意识的排尿行为，那这就是所谓的"儿童遗尿症"，需要进行医治了。目前，中医通过穴位刺激治疗小孩遗尿，是一种较为理想的治疗手段。

当我准备扎针时，小朋友突然大哭起来，是看到我手里的针害怕了。他妈妈安慰了好一会儿，小朋友还是不愿意。我就告诉这位妈妈，回家可以帮他按摩按摩，也能达到治疗效果。我教了她几个穴位，分别取肾腧、中极、三阴交、百会。肾腧是在腰部，位于第二腰椎棘突下旁开1.5寸（约为两个手指的宽度）；中极是在下腹

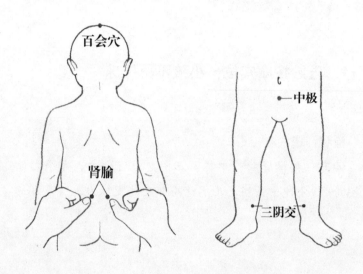

按对这几个穴位，能有效解决小孩尿床难题。

部，在腹正中线上，脐以下4寸处；三阴交是在脚踝附近，位于内踝尖上3寸，胫骨内侧面的后缘；至于百会，则是在头顶，在头正中线与两耳尖连线的交点之处。用手指或掌根在这些穴位上顺时针地做揉按动作，刚开始要轻一点儿，视孩子的反应逐渐加重。这位妈妈很聪明，很快就掌握了按摩的要领。

暑假结束时，这位妈妈又带孩子来看了我一次，当面表示了感谢。她说上次看病回家后，每天都坚持给孩子做按摩，坚持了一个月，孩子的尿床果然治好了。开学后，可以放心送孩子回寄宿学校，不怕他回去再被人笑话了。

小儿遗尿症的发病原理目前并不完全明确，研究发现，患儿体内"抗利尿激素"分泌的数量不足，是造成遗尿的原因之一。这个激素的作用顾名思义，是减少尿液产生的。正常的小孩晚上睡觉时，抗利尿激素分泌是会增多的，尤其在凌晨1：00~2：00时分泌的数量最多，这样就可以使得尿量减少，而遗尿症的患儿，夜间抗利尿激素分泌不足，夜间的尿量自然会多。正因为此，西医治疗这个病通用的药物，就是人工合成的抗利尿激素，患儿晚上口服0.1~0.2毫克，三个月为一个疗程，有效率可以接近90%。这个方法最大的毛病，就是停药后复发率较高，而且有一定的副作用。

临床发现，穴位刺激法与抗利尿激素口服这个方法效果相似，两者不相上下。国外有医生做过这样的比较，用激光来照射上面所说的穴位，跟服用抗利尿激素进行疗效对比，发现两者疗效难分高低，但穴位刺激法复发率比较低，疗效更持久，有明显优势。

穴位刺激治疗小儿遗尿症的原理，从中医理论来讲很好解释，中医认为此病主要是肾虚所致，而以上几个穴位中，百会能够提升阳气，肾腧、三阴交、中极则能够补益肾气，几个穴位加起来，就能够起到通督补肾、升举收摄、通调水道的作用。从现代医学的角度，目前还很难解释其原理。中医博大精深，像经络学说、阴阳学说，现代医学对其研究还非常浅，但随着对中医的研究不断加深，相信终有一天我们会了解其中的奥秘。

15．感染蛲虫，苦楝子杀虫有神效

> **症状**：蛲虫病
>
> **很老很老的老偏方**：成熟苦楝子一个，洗干净后，热水泡软去皮后塞入肛门，每晚睡前换一个，五天即可。

去年我回乡下老家度假，看见邻居朱大爷愁眉苦脸的，便问他发生了什么事。他说孙子最近晚上老是不肯睡觉，烦躁不安，晚上总不由自主去挠肛门，嘴里还嚷嚷着说痒。除了这个，饭也不好好吃，有时候会有点恶心、呕吐，最近正准备带他去城里看病。可因为儿子、媳妇都进城务工，家里只有他们老两口带着孙子，所以一时下不了决心。

我告诉他先别着急，晚上我去他们家看看孩子。到了晚上十点左右，我去了朱大爷家。检查后发现，小朋友的肛门周围被他抓烂，同时，在他的肛门部有些如白色线头的小虫子。可以肯定，孩子这是得了小儿蛲虫病。

这是小问题，好解决。我告诉朱大爷，找一个成熟苦楝子，洗干净后，先用热水泡软去皮，再塞入肛门，每晚睡前换一个，连用五天就差不多了。

苦楝子治蛲虫病，是个老方子，而且不论男女老少，都可以用来治疗蛲虫病，没有任何副作用与痛苦，特别合适儿童患者。苦楝树在中国南北都有，尤其是南方常见，容易成活，成材快，苦楝子就是苦楝树成熟的果实。以前家里生了女儿，往往在门前屋后种几棵，等女儿长大成人后，树也成材了，可以用来做嫁妆。现在虽说不兴这个了，可村里的苦楝树还是不少的，很容易找。

苦楝树的树皮和果实都可入药，而且历史很悠久。在印度，《阿育吠陀经》中便有人们拿它来当药草杀虫、灭菌的记载。在中国，人们很早之前便认识了它的杀虫功效。在《本草纲目》的记载中，苦楝一条为"味苦，性寒，有毒，为杀虫燥湿之良药。入肝脾胃经，能治蛔虫，驱蛲虫……"，《神农本草经》中记载为"楝实，味苦寒，主温疾伤寒，大热烦狂，杀三虫疥疡……"，是治疗虫病的常用药，在传统的治疗寄生虫病的中药方剂中很常见。

小儿蛲虫病主要是因为患者感染了蛲虫引起的。而最常见的传播途径是"粪-口-手"。孩子们通常在接触带有蛲虫卵的玩具、食物、衣服后，或由口鼻吸入空气中飞扬的蛲虫卵再吞入消化道而感染蛲虫病。雌性的蛲虫喜欢在夜间爬行在肛门周围产卵，虫卵加上雌虫的刺激，所以患儿一般会在夜间感觉奇痒难当，如果孩子伸手去搔抓肛门，他的手指上就会沾上一些蛲虫卵，幼小的孩子习惯吮吸手指，或没洗净手就拿东西吃，他就会再度受到感染。

小孩患上这个病，更是焦躁不安。用苦楝子塞肛门的方法，是在病变位置直接用药，效果非常好。而且现代医药研究发现，用苦楝子治蛲虫的效果最好，因为苦楝子中含有多种杀虫活性物质，其成分中的川楝素更是对一些虫类有诱杀作用。

同时我告诉朱大爷，这种用肛门塞苦楝子治蛲虫病的方法，应该注意塞后卧床休息，第二天早起排出苦楝子，同时，与患者同床者应该一起治疗，而且每天应用热水煮洗内裤，用来绝灭传染的根源。平时，要注意给小孩勤换内衣裤，教小孩注意卫生，经常给小孩洗手，不要让小孩把手放到嘴里，这样，惹上蛲虫的机会就要少多了。

第三章

小孩感冒老偏方，
防治感染最重要

远离感冒，小孩不受鼻塞咳嗽诸多困扰，您也少操心。

由于自身抵抗力不完全的缘故，小孩特别容易受到呼吸道感染，一感冒还容易发烧、咳嗽，特别难痊愈。小小的感冒，对孩子来说可是有引发大病和慢性病的危险；平时照料感冒的小孩，除了正常的看病吃药，也要注重日常的调理。

这一章我针对小孩子容易感冒咳嗽的特点，介绍了很多特效老偏方，有些不仅治病，还能够补身体，辅助增强抵抗力。

16. 新生儿鼻塞不通气，艾叶来做通鼻枕

症状：感冒鼻塞，流清涕

偏方：用生艾叶100克，辛夷20克，全部拣枝，揉碎成绒状，用手绢包缝成枕，当枕头用即可，两天换一次。重者取艾叶10克，用纱布包敷于前囟处，这个方法对新生儿感冒鼻塞的效果最好。

以前实习的时候，看导师治一个新生儿感冒，学了一招，后来遇到类似的病例就能用上，效果真的不错。这招就是用艾叶枕治感冒鼻塞。这个方子让我印象最深刻的地方就是，它对成人的效果不好，最适合的就是新生儿、小宝贝。

那天来看病的宝宝才两个月大，据妈妈说，出生以后一切正常，黄疸什么的都没有过，就是前几天一个不留神，孩子受了凉，后来呼吸就不正常了，喝几口奶就要停下来，张嘴吸吸气，晚上更是被鼻塞折腾得睡不稳。孩子才这么大，家里老人不让他们看西医，让抱到中医院来看病。

感冒是引起新生儿鼻塞的主要原因之一。宝宝的鼻腔小，鼻黏膜嫩弱，感冒时由于鼻黏膜充血肿胀，鼻腔内的分泌物增多，很容易会导致鼻子不通气。这种时候，不能因为心急，就给宝宝用普通的滴鼻药。因为很多药物中通常会有麻黄碱，滴药时宝宝咽下这些药汁，会产生一定的毒副作用。

导师当时给他们开了一个方子，用生艾叶100克，辛夷20克，碾碎成绒状，拣去其中的硬梗枝，用手绢包缝成枕，当枕用即可，两

天换一次。重者取艾叶10克，用纱布包敷于前囟处。

中医认为，鼻塞、流清涕多由于感受风寒湿邪所致，艾叶性温，可温经止血、散寒止痛，辛香可通经开窍。生艾叶性燥，祛寒燥湿力尤强。研究发现，艾叶含挥发油，可抗炎、抗过敏、抗病原微生物，用来煎汤熏洗，可治疗过敏性鼻炎、预防感冒。辛夷别名木兰、望春花，揉碎后香气扑鼻，可散风寒、通鼻窍，常用来治风寒头痛、鼻塞。药理研究证明，辛夷有收缩鼻黏膜血管的作用，能保护鼻黏膜，并促进鼻黏膜分泌物的吸收，减轻炎症，使鼻腔通畅的同时又可抗病原微生物。辛夷与艾叶同用，有协同作用，增加了艾叶的疗效。

导师后来向我们强调，用这个中药药枕不如麻黄碱的疗效快，但安全无副作用，这是它的主要特点，所以应用在新生儿的治疗上最好。我后来在临床上，用这个方法来治疗小孩因受凉而引起的打喷嚏、鼻塞、流清涕，效果真的不错。我还发现，此方尤其对四个月以下的新生儿治疗效果佳，对大一点的孩子疗效差，成人就更不用说了。这是因为新生婴儿睡眠时间长，接触药物时间长，黏膜血管丰富，药物容易渗入。

为了加快疗效，三到四个月大的孩子可以加大一号枕头，药物加量，用生艾叶200克、辛夷40克做药枕。另外，最好选背面灰白色、绒毛多、香气浓郁、质柔软、叶厚色青的艾叶，这种艾叶效果更好。

小孩鼻塞的原因很多，除了感冒，鼻炎、鼻腔异物都可引起，妈妈们最好能够依据实际情况进行分析。小孩鼻塞有的是属于生理性的，也就是小孩的鼻腔发育不完全而导致分泌物堵塞，这样的鼻塞情况，妈妈们可以自行处理，比如用婴儿用棉签，轻轻帮孩子把鼻涕清理出来。新生儿如果是轻微的鼻塞，可用温热的手轻轻按摩小孩的鼻子两侧，从上往下，从鼻梁到鼻翼部位，鼻翼两侧可以多按压一会儿。也可以用热水产生的蒸汽给孩子多吸会，再用热毛巾敷在小孩鼻子上，一天三次，连敷两天，可减轻鼻黏膜充血，注意不要烫伤小孩皮肤。

如果是鼻腔分泌物过多引起的鼻塞，不可用硬物或手挖宝宝的鼻子，以免损伤宝宝鼻黏膜，引起鼻出血。在这种情况下，最好在婴儿鼻腔内滴一滴母乳，待分泌物软化后，用一根细棉签蘸一点水，探入鼻孔内轻轻旋转，将鼻腔分泌物卷住，随棉签拖出来。如果上述方法都没效果，而孩子的鼻塞又严重影响到呼吸时，家长最好带孩子上医院看看。

17．宝宝感冒流鼻涕，喂点葱白水简单有效

症状：感冒流清白涕

偏方：取大葱根部的一段葱白，约手指头的长度即可，加600毫升水煮约半小时，成300毫升左右药汁，可放冰糖调味，给孩子喝1～2天可止鼻涕。

宝宝感冒后的症状，除了鼻塞，还会有流鼻涕的症状。虽然这是大家都明白的症状，但是为什么呢？简单来说，感冒的实质是一种炎症，炎症的普遍表现，就是肿痛和渗出。鼻黏膜因为炎症水肿，会造成鼻塞，鼻黏膜渗出增加，就形成流鼻涕症状。如果感冒病毒或细菌在不断繁殖，释放的毒素进入血液，就会出现发热、乏力、酸痛等全身症状。婴儿免疫系统的发育尚未健全，比较容易感冒，而且症状会拖得很久，经常一次感冒刚好，又接着鼻水流不停。感冒引起的鼻炎称为急性鼻炎，这时鼻腔黏膜充血肿胀，腺体分泌增多即形成鼻涕。宝宝最初几天流清水样鼻涕，3～5天后转为流脓涕，然后逐渐恢复。

有些小宝宝流涕不止，家长或许会紧张，怕孩子不是感冒，而是过敏或鼻炎引起的。其实一岁以下的婴幼儿很少被诊断为鼻窦炎或过敏，因为宝宝的免疫系统还在发展，还不具备完善的抵抗力，不至于出现典型的过敏反应，同时因鼻窦也没完成发育，因此很少会患上鼻窦炎。小儿的鼻腔黏膜血管较成人丰富，分泌物也较多，加上神经系统对鼻黏膜分泌及纤毛运动的调节功能尚未健全，因而经常流清鼻涕，这是一种正常的生理现象。

虽然家长不用过于担心，但对于常常感冒流清涕的小宝宝，该

怎么办呢？

我小时候去亲戚家住过一段时间，亲戚家有个小孩还不满一岁，常常感冒流涕，每次刚流清涕时，小孩的爷爷就把两根葱白加大概两碗水一起煮，再加些冰糖，小孩喝上一两天就没再流鼻涕。后来，我学医后查了相关资料，终于明白了这个方法的原理。

葱是烹饪中常用的调料，也是传统的一味中药。葱的药用部分指的是靠近根部的白色部分，称为葱白。葱白辛温，能通阳气而散阴寒，适用于阴寒里盛、阳气不振的下利、脉微等症，主治风寒感冒。现代药理研究表明，葱的辣味物质与蒜类似，是一种含硫化合物，它对痢疾杆菌、葡萄球菌及真菌都有抑制作用。我当医生后也常常介绍葱白煮水的偏方给朋友，叫他们用大葱根部的一段葱白，约手指头的长度即可，加600毫升水煮约半小时，成300毫升左右药汁，不时给孩子喂一些，对风寒感冒初起的流涕确实有疗效。

除了上述方法，也可以多给孩子吃调理脾胃、补肾、补肺气的食物，比如煮生姜红糖水给孩子喝，一岁内的宝宝用1片姜，一岁以上的用2～3片，加半碗水煮开再小火五分钟，放入小半勺红糖再稍煮片刻即可，一般喝两三天就好了。

最后，还要说一下擦鼻涕的问题，说起来像是没人不懂，其实很多家长帮孩子擦鼻涕的方法都不正确。每次看到一些家长用纸巾捏紧孩子的两个鼻孔，用力擦鼻涕的一幕，我都想上前阻止。千万别这样给孩子擤鼻涕！这样做很容易使鼻腔、鼻咽腔压力骤然升高，导致有细菌的分泌物压入中耳或鼻窦腔，引起炎症扩散或急性发作。

怎样给小孩擦鼻涕呢？正确的方法应该是按住一侧鼻孔，再让孩子轻轻吹气，使鼻腔内的分泌物随之而出，擦完一侧鼻孔的鼻涕，再擦另一侧。如果宝宝还太小，不懂得控制呼气，家长可以用吸鼻器，或将医用棉球捻成小棒状，沾出鼻子里的鼻涕。擦鼻涕后可用湿毛巾捂一捂，再轻轻地涂上一点油脂，防止孩子鼻子皮肤皲裂疼痛。注意不要用硬杆的成人棉签，很容易擦伤宝宝的鼻黏膜。

18. 宝宝发烧别急捂汗，温水散热最安全

> **症状**：小孩发高烧，出汗，手足发热
>
> **偏方**：小孩体温超过38.5℃以上，可选择温水浴降温。若室温太冷，或夜间怕小孩洗澡着凉，不宜洗澡，可用温水在孩子的前额、脖子、腋窝、大腿根部擦拭一下散热。

去年夏天的一个下午，天气炎热，我刚要出家门，门铃就响了起来。打开门一看，是住我们楼下的小美。她上气不接下气地告诉我，她家里的宝宝发烧到38.5℃，用退热贴也降不下去，老人现在准备用被子给宝宝捂汗，自己则想用冰块给孩子敷，谁也说服不了谁，就上楼来找医生支招了。

小美的宝宝刚满一周岁，看她那么着急，我连忙跟她下楼去看看。进门后，看到孩子身上盖了厚厚的被子，揭开再看，衣服也穿着不少。我看孩子脸上红彤彤的，手足心热，额头也很烫，出了不少汗，连忙把被子掀开了。

我用小勺当成压舌板，看了一下孩子的嗓子，没见红肿，又趴在孩子胸口听了听心肺，心音、呼吸音都没问题。这些检查把宝宝惹恼了，大哭起来，哭声嘹亮，中气十足，毫无沙哑衰弱的表现。看来孩子的病不严重，只是普通的感冒发烧。

我对一旁的老人家说，孩子发烧超过38℃时不要盖那么严实，应该把孩子的衣服略微解开，让宝宝充分散热，手脚部位要适当保暖，最好用物理降温。物理降温的方法有很多种，由于孩子小，不宜冰敷或冷水敷，冰敷、冷敷会引起小儿血管强力收缩，导致孩子

浑身发抖，也不要用酒精擦拭降温，比例掌握不好，会引起酒精中毒。这个时候，最安全的办法就是给孩子洗温水澡降温。

有些妈妈也许会担心，小孩发烧期间洗澡，会进一步着凉和加重症状，其实这得视情况而定。感冒分为风寒型、风热型，一般冷敷、温水浴降温多指风热型感冒（出汗）。发烧后出很多汗，如果不保持清洁，很容易引起其他病菌的感染，所以洗澡是必要的，但要用温水（38℃～39℃最佳）。温水擦浴或泡澡，可使小孩的皮肤血管扩张，增加散热。洗完澡后，要及时用大毛巾将小孩包裹住，以免受凉。当然，如果小孩手脚冰凉、打寒战，就不要给小孩洗澡，更不能冰敷、冷敷。

小孩的爷爷有点不服气，说自己捂汗治好多次发烧。发烧"捂汗"究竟有没有效果，一直存在着争议。其实，这种方法的确有一定科学性，因为实践中很多人这么做，确实有一定效果。通过"捂汗"，汗液蒸发会从体表带走体内热量，可散热退烧。但这个方法对于三岁以下的孩子来说，就不合适了。因为婴儿的体温调节中枢不完善，且自主神经的调节功能比较差，捂汗会导致体温急剧上升，甚至引发高热惊厥。

我告诉孩子的爷爷，对于体质较好且大于三岁的孩子来说，在体温不超过39℃时，并且属于外感风寒表实症时（孩子打寒战、手脚冰冷、舌苔白），可以尝试"捂汗"。但捂汗时不能将孩子里外三层裹着，这是不靠谱的。正确的捂汗是适当添加衣服、盖被等，以达到体表发汗为准，并且要及时擦干汗液和多补充水分，切忌大汗淋漓，那样更容易加重感冒。

小美晚上又找到我，说我走了之后，她立刻给孩子调好温水洗澡，再给他擦干，没多久孩子就睡着了。过一段时间再去量体温，孩子的温度降下来了。

她又问我，如果夜里再发热，要不要给孩子吃退烧药，我告诉她，38.5℃以下不必服退热药，三岁以内的婴幼儿发烧超过

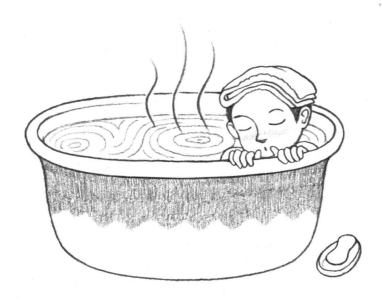

温水洗澡是给发烧小孩快速散热的安全方法。

38.5℃，应首先采用物理降温方法，一般不打退烧针，不吃退烧药，以免发生虚脱及药物毒性反应，其他药物的使用同样要慎重。夜间不宜给孩子洗澡退烧，可以用温水给孩子擦擦前额、脖子、腋窝、大腿根，尤其腋窝处可多擦拭几下，但不要擦腹部和胸前区。孩子夜间高烧（39℃以上）不退，让孩子无法安睡，实在没条件去医院时，可考虑适当用退烧药，但不能用阿司匹林、安乃近等成人药，可用小儿美林糖浆、小儿百服宁滴剂等婴幼儿用药（两个月以上的孩子适用）。

我还嘱咐小美，小孩如没有严重的并发症，先别给小孩吃太多药，给小孩多喝温水，吃点米汤。小美点点头，按我的吩咐，结果第二天孩子就没发烧了。

普通感冒是一种上呼吸道感染，俗称"伤风"，多半是由病毒感染引起的。感冒时的发烧，其实是一种自我保护机制，可以有效抑制病原菌的生长繁殖。大部分病原微生物最合适的生长温度是

37℃，温度升高，病原繁殖能力会明显降低。所以，只要不是39℃以上的持续高烧，先不用太紧张。

如果孩子感冒发烧，先采用物理降温的方法，是比较适宜的。切忌一感冒就给孩子吃消炎药，如先锋霉素、阿奇霉素等，长期使用消炎药，对儿童有副作用，会降低免疫力。

如果孩子出现多种症状，反复发高烧，而父母没办法判断是什么原因引起的，可以先给孩子物理降温，等孩子温度降下来一点，再带孩子上医院确诊，对引起发烧的原发病进行治疗。

19．治疗咳嗽吐黄痰，黄芩板蓝根是经典

症状：风热咳嗽，伴痰黄黏稠、咽红充血

老偏方：黄芩10克、板蓝根12克、金银花8克、连翘8克，水煎取汁200毫升，分早、晚两次服，每日一剂。这个方子适合八岁及以上的小孩，八岁以下的小孩可适当减药量，加饴糖适量，分多次少量服用。本方苦寒，不宜久用，脾胃虚寒或已服过其他寒凉药物的患儿慎用，痰稀色淡、腹泻的患儿忌服。

黄女士常来我的门诊看病，时间长了，大家成了熟人。她女儿瑶瑶今年九岁，前一阵儿感冒了，本来她想着最多一周左右，就会自己扛过去，不想给孩子再吃药。没想到过了好几周都没好，还不断咳嗽，反复发热流鼻涕，咳的痰又黄又黏稠，于是赶紧带她过来找我看病。

我给瑶瑶检查，发现她咽部红肿充血，咳嗽气急，舌质红、苔黄，脉搏跳动快，属于风热咳嗽。这种由病毒感染引起的风热咳嗽，如果免疫力稍低，靠自己扛往往顶不住。我给她开了个清热解毒的方子：黄芩10克、板蓝根12克、金银花8克、连翘8克，水煎取汁200毫升，分早、晚两次服，每日一剂，先喝上5天再看效果。

中医认为，咳嗽分为外感、内伤两大类，外感咳嗽分为风热、风寒型，而内伤咳嗽又分为痰湿、痰热、阴虚三类。名医张仲景认为咳嗽均属肺病所致，《景岳全书·咳嗽》有说："咳证虽多，无非肺病。"小孩子的体质阳气较盛，一旦患病，病邪易从阳化热，热

邪又易化火，所以临床咳嗽以热证最多。治疗上以疏风清热、宣肺止咳为要点。

现代研究曾对咳嗽患儿进行细菌培养及病毒分离，结果发现多为病毒及细菌感染。病毒一般以流感病毒、腺病毒及合胞病毒为多见，而细菌以肺炎双球菌、溶血性链球菌、葡萄球菌为多见，而且多是病毒、细菌混合感染，发病初期以病毒感染为主，随后是细菌感染。

小孩患咳嗽容易出现热毒的症状，治疗时应该先清热解毒。上述方子中，黄芩、板蓝根等都是中医师清热解毒的经典用药。黄芩味苦性寒，清热燥湿、泻火，用于湿热痞满、肺热咳嗽、高热烦渴等症；板蓝根味苦性寒，清热利咽、凉血解毒；金银花味甘性微寒，气芳香，清热解毒、凉血化瘀，用于各种热性病；而连翘味苦性微寒，气微香，主治热病初起、风热感冒、发热、咽喉肿痛等。

现代药理研究表明，黄芩的有效成分为黄酮类化合物，具有解热、利尿、抗病毒、抗真菌、镇静及较广的抗菌作用，对痢疾杆菌、绿脓杆菌、葡萄球菌、溶血性链球菌及肺炎双球菌等有较强的抗菌作用，对甲型流行性感冒病毒有抑制作用；而板蓝根对多种细菌及病毒均有抑制作用，如枯草杆菌、金黄色葡萄球菌、流感病毒及腺病毒等。至于金银花、连翘，同样具有抑制、杀菌的效果，几味药加在一起可加强抗菌抗炎的作用，常用于治疗风热感冒。临床上，用这个方子治疗小儿风热咳嗽，疗效也很显著。我注意到，目前有些中成药像小儿清热止咳口服液，其中的主要成分也是黄芩和板蓝根，只是另外加了杏仁、甘草等辅药。市场上流行的治疗风热感冒的抗病毒口服液，基本上也都包括板蓝根和连翘等。

后来黄女士回去后按我的吩咐，给孩子服用了三天，咽喉不再干痛，咳嗽逐渐少了，痰由稠变稀。再次来复诊时，我告诉黄女士，这个方子用药比较苦寒，适合病初发时，不宜久用，连服最好不超过5天，一旦清热下火后就要停服，后期治疗应以补为主，回去给孩子多吃点润肺滋阴、健脾补肺的食物、汤水，少吃辛辣甜腻的食物，孩子很快就痊愈了。

儿童用药不同于成人，前一阵媒体呼吁增加儿童专用药品，也是同样的道理，主要原因就是儿童身体还远未成熟，远比大人要娇弱。像上述方子，不仅不能长时间用，而且在服用本方期间，要慎用其他清热解毒药物，绝对不能同时给孩子服用太多苦寒、滋腻、镇咳的药物，以免留邪或产生药物相互作用。上述方子适合八岁及以上小孩，八岁以下的小孩可适当减药量，加饴糖适量，分多次少量服用。饴糖又称饧胶饴，性温，主要含麦芽糖，并含维生素B和铁等，能补中缓急，润肺止咳。

另外，脾胃虚寒的小孩若得了风热咳嗽，不能服太多寒凉药物。为安全起见，最好采用食疗方，可用连须葱白3根，梨1个，切片，加白糖10克，水煎服用，虽见效慢，但也有疗效。

风热咳嗽属实证，如果是虚证或久咳脾虚的小孩，就要另外用药了。比如风寒咳嗽，可以在上述解毒方的基础上去除金银花、银翘，加紫菀6克、款冬花6克，水煎服用。紫菀、款冬花都属菊科植物，是常见中药，性温，都有润肺下气、化痰止嗽的作用，对风寒咳嗽或肺虚久咳均为适用。

20. 阴虚久咳重在补，百合大枣润脾肺

> **症状**：慢性咳嗽，阴虚久咳，干咳少痰，不易咳出
>
> **偏方**：百合15克，大枣3～5枚，先将干百合用净水浸泡12～24小时，加入大枣共煮至枣熟，每天服2～3次。

咳嗽多见于冬春季节，是呼吸系统疾病的常见症状。感冒、冷空气、灰尘及油烟等，都很容易诱发或加重咳嗽。咳嗽虽有利于清除呼吸道分泌物和有害的东西，但频繁剧烈的咳嗽会对孩子的健康造成影响，比如哮喘就是一种恶性的演变。

去年冬天，我接诊了不少咳嗽患儿，其中有一个叫露露的孩子让我印象特别深刻。露露当时6岁，看病前有段时间感冒，咳嗽频繁发作，她妈妈带她去家附近的小诊所，被诊断为支气管炎或慢性支气管炎，又是吃消炎退热镇咳药，又是打吊针，大量使用抗生素治疗，却没明显效果。后来露露父母带她来我这看中医，我给她检查了一番，发现胸部影像检查无明显异常，原来之前的医生误诊了，露露根本没得支气管炎，只是慢性咳嗽。

咳嗽可反复发作、迁延不愈，如果得不到及时有效的治疗，日久易形成变异性哮喘。我告诉露露的父母，咳嗽不容忽视，但也不要盲目治疗。小孩一咳嗽就使用抗生素，对孩子的身体损伤很大，抗生素药性多属寒凉，反复使用容易产生耐药性，损伤脾胃，降低孩子的抵抗力，导致感冒反复发作。

露露的父母很后悔当初病急乱投医，让孩子受不必要的折磨。我叫他们别心急，小孩得病"三分治，七分养"，食疗调理最好

了。露露的咳嗽发病缓慢、病程较长，痰少而黏，不易咳出，口渴咽干，手足心热，舌红少苔，脉细搏动快，属于明显的阴虚咳嗽，治疗应该以滋阴润肺为主。我给露露的父母推荐了一个食疗方：百合15克，大枣3～5枚，先将干百合用净水浸泡12～24小时，加入大枣一起煮到枣熟，每天2～3次，连汤带枣和百合一起吃。

古人说："咳者，肺之本病也。"小孩外感发热退了后，遗留下来的咳嗽则缠绵难愈。正像我们在前面讲的，咳嗽分外感和内伤。如果是外感风热实证，就要像前一篇那样（《治疗咳嗽吐黄痰，黄芩板蓝根是经典》，第57页），用寒凉的药先疏风清热、宣肺止咳；如果像露露这样，外部原因已经清除，转为内伤，肺阴虚证，那就要以补肺阴为主了，不能再用寒凉的药。小孩脏腑娇嫩，特别是肺部，不耐寒热，若用药过寒、燥烈，只会使咳嗽久迁不愈。

上述方子百合味甘、苦，性微寒，能清热安神、治虚火、利二便。据化学分析，百合含有丰富的营养，除淀粉、蛋白质、脂肪外，还有蔗糖、果胶、钾、钙、磷、铁、胡萝卜素，以及维生素B_1、B_2、C等。药理研究显示，百合具有止咳祛痰、镇静安神、滋阴润肺的作用；辅以味甘、性温的大枣，可养心补血、健脾生津。这二味合吃，能润肺止咳，健脾益气，清余热，主治慢性咳嗽或阴虚咳嗽，很适合小孩咳嗽不止者服用。不过这个方子不适合风寒咳嗽的患儿，脾胃虚寒的孩子也不能单吃百合，要与温性食物同吃。

我嘱咐露露的父母，回去还可给孩子多吃蜂蜜蒸梨、猪肺百合汤、银耳粳米粥，家里还可备一点养阴清肺丸、川贝枇杷膏应急，忌吃生姜、大蒜、油炸食品。露露父母听了我的话，按方服用了一个多星期，露露就不再干咳了，开始容易咳出痰来，她再坚持服用一个星期，咳嗽不再发作了。

21．支气管炎要好好呵护，喝三仙饮助恢复

> **症状**：小孩支气管炎缓解期，伴咽喉红肿、反复咳嗽、大便干结
>
> **偏方**：
>
> ①三仙饮：生萝卜250克，鲜藕250克，梨2个，切碎搅汁加蜂蜜适量，于饭后半个小时后分次服用。最好别空腹喝，胃虚寒的孩子不宜多喝。
>
> ②杏仁粥：将去皮甜杏仁10克研成泥状，加入淘洗干净的50克粳米中，加入适量水煮沸，再慢火煮烂即可。宜温热时服食，每日服用两次，具有止咳平喘的功效。

今年立春刚过没几天，气温还在10℃以下，一个妈妈顶着严寒带着5岁的儿子来找我看病。这小男孩叫东东，前几天又咳嗽又发烧，咽喉肿痛。孩子的妈妈专门带东东上儿童医院看病，排了好长的队，终于看上病了，儿科医生诊断为支气管炎。东东自然少不了打针、吃药，哭得声嘶力竭，可过了三天，东东的症状还没完全消失，使得父母手足无措。

这次，东东的妈妈听朋友的介绍，专门来找我看中医。我给东东检查了两肺呼吸音，又做了相关检查，发现东东咽喉部仍有红肿，还有轻微低烧。听东东的妈妈说，东东之前病发时烧到39℃，现在高烧退了，但咳嗽还是反复发作。经过检查和询问得知，东东的病情已经过了急性期，进入缓解期了。我建议孩子的妈妈别再给孩子用太多抗生素治疗，抗生素只能应急，缓解期最好用中药或食

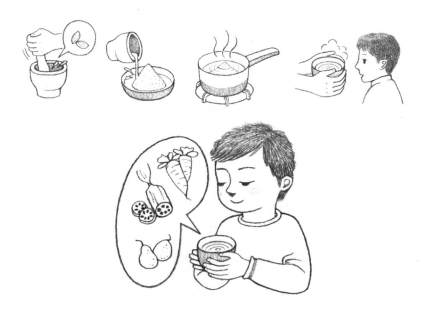

甜甜的三仙饮小孩爱喝，辅助治疗支气管炎的效果也好。

疗调理。

　　我见东东手足心微热、舌质黄腻，还有咽干咳嗽的症状，于是建议孩子的妈妈回去给孩子喝三仙饮。具体做法：生萝卜250克，鲜藕250克，梨2个，切碎搅汁加蜂蜜适量，于饭后半个小时后服用。最好别空腹喝，胃虚寒的孩子可加热温服。大家可能还记得前面我们讲到风热咳嗽那一篇（《治疗咳嗽吐黄痰，黄芩板蓝根是经典》，第57页），其实也可以在服药的同时，给孩子做这个三仙饮来喝。

　　小孩支气管炎大多是细菌或病毒所致，属于中医儿科学"咳嗽""喘证"等范围，临床表现以实证多见。小孩急性支气管炎和中医学上的风热咳嗽大体相当，只是咳嗽的程度更严重些。小孩脏腑娇嫩，易受外邪侵袭而发病。肺为娇脏，更易受邪而引发咳嗽、发热等症状，一旦发病，不可用大寒大热的药物治疗，以免留下后患。针对此病，中医治疗以清热解毒、宣肺止咳为主，但用药如果寒凉，都只能短期服用，病中即止。

临床表明，对于小儿急性支气管炎在西医常规治疗基础上，再辨证论治，配合中药、推拿或食疗，患儿病情恢复的时间明显优于单纯用西药治疗。配合其他温和的治疗方法，不仅可加强西药疗效，且在一定程度上能消除西药对机体的不良影响，加强抵抗力，有利于小孩的病情康复，避免病情迁延不愈。

三仙饮中的萝卜性平，味辛、甘，入脾、胃经，具有消积滞、化痰定喘、清热顺气、消肿散瘀等功效。明代医家李时珍在《本草纲目》中提到：萝卜能"大下气、消谷和中、去邪热气"。现代药理学表明，萝卜含有能诱导人体自身产生干扰素的多种微量元素，可增强机体免疫力。近来有研究表明，萝卜所含的纤维木质素有较强的抗癌作用，生吃效果更好。小孩怕辣，最好选择色绿、水分多、辣味轻、甜味重的萝卜。

藕，又称莲藕，含有淀粉、蛋白质、天门冬素、维生素C以及氧化酶成分。生藕味甘、性寒，生吃鲜藕能清热解烦，解渴止呕。将鲜藕压榨取汁，功效更好，可清热润肺、凉血行瘀。煮熟的藕性味甘温，能健脾开胃，益血补心，有消食、止渴的功效。而梨呢，同样具有止咳化痰、生津止渴的功效。药理研究显示，梨所含的配糖体及鞣酸等成分，能祛痰止咳，对咽喉有养护作用；梨性凉并能清热镇静，常食能使血压恢复正常，改善头晕目眩等症状。因此，民间常用冰糖蒸梨治疗喘咳。

另外，我还嘱咐孩子的妈妈，孩子的脾胃较弱，这个方子虽然是纯食材，但仍然比较寒凉，不要连服太长时间。一旦喉咙肿痛好转，还有余咳，可转用其他食疗方，比如杏仁粥：将去皮甜杏仁10克研成泥状，加入到淘洗干净的50克粳米中，加入适量水煮沸，再以慢火煮烂即可。宜温热时服食，每日两次，具止咳平喘之功效。

杏仁粥对于缓解期的小孩，不仅能止咳消痰，还不伤胃。健康人也可常喝，可强身健体、预防疾病。杏仁有苦甜之分。甜杏仁可以作为休闲小吃，而苦杏仁一般用来入药，并有小毒，不能多吃。

我建议小孩吃的是甜杏仁，性温味苦，有祛痰止咳、平喘、润肠的功效，适合于外感咳嗽、喘满、伤燥咳嗽、肠燥便秘等。杏仁含有丰富的黄酮类和多酚类成分，这种成分不但能够降低人体内胆固醇的含量，还能显著降低心脏病和很多慢性病的发病危险。对于预防小孩慢性支气管炎，有很好的作用。

22. 脚底敷上姜葱，小孩夜间不哮喘

> **症状**：小孩寒性支气管哮喘的缓解期，夜间咳嗽，舌苔白腻
>
> **偏方**：
>
> ①每晚睡前先用热水泡脚10～15分钟，取鲜葱白50克、鲜生姜15克，共捣烂如泥，外敷足心，用纱布固定。第二天起床时除去，每晚一次。此方适合三岁以上的小孩。
>
> ②将新鲜的小葱和生姜各20克切成细末，放入锅中加醋干炒，焗出香味后出锅，用纱布包成饼状，敷于双脚弓处，睡前敷。每天1～2次，坚持到症状消失后三天。

哮喘并不算罕见病，近年来，许多国家的儿童哮喘发病率逐年上升，哮喘呈低龄化上升趋势，已经成为全球性的严重卫生问题。

每到冬春季，不少孩子一伤风就容易激起哮喘。林先生的女儿五岁时患上支气管哮喘，每次受凉就发作，每天睡觉时，咳得很让家长揪心。咳嗽最厉害的时间是晚上七点到九点，以及清晨六点到八点。用了不少药但没法根治，总是反复发作。夫妇俩心疼孩子，天气稍冷就不敢让孩子出门。有一次伤风后，女儿的哮喘又发了，林先生听朋友介绍中医不错，就带女儿来到我的门诊。

这孩子的哮喘确实比较厉害，一米开外都能听得见呼哧呼哧的喘息声。我戴上听诊器，让孩子端坐，尽量平稳呼吸，发现她呼吸促急，两肺可听到广泛性哮鸣音，呼气音延长；再看她舌苔白腻，脉搏快而浮，正是寒性的哮喘。

　　我开了一些特布他林和波尼松，这两种都是常用的咳喘药，但用量一定要严格控制，病情缓解后就不宜再服用，否则副作用不小。我嘱咐林先生，用药物控制病情后，可以给孩子用姜葱敷脚辅助治疗，减少反复发作。

　　方法简单，就是每晚睡前先用热水泡脚10～15分钟，取鲜葱白50克、鲜生姜15克，一起捣成泥，敷在足心（包括涌泉穴，及偏第4、5跖骨处），范围约4厘米见方，不用太厚，用纱布包住固定，第二天起床时除去，每晚一次，两周为一个疗程，疗程间休息七日。一般治疗1～3个疗程。

　　支气管哮喘，是一种表现反复发作性咳嗽、喘鸣和呼吸困难，并伴有气道高反应性的可逆性、梗阻性呼吸道疾病。儿童哮喘的病因，跟遗传和环境因素有很大关系。除了遗传因素，常见的有病毒感染，吸入花粉、尘埃、化学物质等。发达国家儿童哮喘反而比落后的国家更多，城市也比乡村要多，就是环境污染的因素。

　　对小孩哮喘的治疗，现代医学常用速效β_2受体激动剂（如特布他林）、糖皮质激素（如波尼松或可的松）等，但停药后容易复发，长期使用则有明显的副作用。中医中药在治疗哮喘上，虽然见效较慢，但注重扶正祛邪，效果比较巩固，和现代医学结合治疗效果最好。

　　中医一般将哮喘分为寒、热性两型。上述偏方主要治疗寒性哮喘，也就是风寒引起的咳喘。生姜性味辛温，含挥发油，主要是姜醇、姜烯、柠檬醛、芳香醇等，还含姜辣素，有抗炎消肿作用；生姜醇提取物能兴奋血管运动中枢及呼吸中枢，且对伤寒杆菌、霍乱弧菌、肺炎双球菌均有不同程度的抑杀作用。葱性味辛温，入肺、胃二经，含挥发油，油中主要成分是蒜素，还含有二烯丙基硫醚、苹果酸、维生素B和C及铁盐等，有发汗解表、散寒通阳的功效，对白喉杆菌、结核杆菌、葡萄球菌、链球菌有抑制作用。现代药理研究表明，葱白中含有的葱油可由肺呼出，能刺激支气管分泌，从而达到祛痰功效。

生姜和葱两者合用，有很好的协同作用，能促进血液循环,兴奋呼吸中枢、血管运动中枢,兴奋交感神经。两药所敷的地方包括足底肾上腺、肺部反射区及涌泉穴。涌泉穴是人体的重要穴位,这个穴位刺激性较强,并有一定强壮身体的作用。药物、穴位、反射区相辅,可增强疗效,通过上病下治达到治疗哮喘的目的。

我告诉林先生，除了上述方法，还有一个类似的方法。具体操作：将新鲜的小葱和生姜切成细末，然后放入锅中加醋干炒，煸出香味后出锅，用纱布包成饼状敷于足心处，睡前敷。每天1~2次，坚持到病好后三天。以后复发，若咳喘得不厉害，可以作为长期治疗的方法，无副作用。

回家后，林先生在给女儿用西药控制病情后，选了我推荐的第二个方法给儿女敷脚心，敷了两个星期，孩子的哮喘症状几乎全部消失了。往后孩子刚有咳嗽征兆时，他就用姜葱外敷治疗，可轻松将咳喘消灭在萌芽状态。现在，他女儿上小学了，都没再出现激烈的哮喘了。

值得提醒的是，由于哮喘多在夜间发作，特别是首次发作，较为严重，应及时去医院救治，一般轻、中症可在家治疗和护理。发作时可按医嘱用特布他林、舒喘灵等气雾剂吸入，同时在家里备置加湿器，增加房间的湿度，以帮助呼吸通畅。

若孩子咳痰无力，家长可帮助排痰，方法是五指并拢，略弯曲，轻拍小孩背部，自边缘向中心，再自下而上拍打，一边拍打，一边鼓励小孩将痰咳出。另外，饮食上要清淡，多吃新鲜蔬菜水果，忌吃刺激性食物及冷饮，多喝温水，以补充水分的丢失。

23．小孩肺病不难防，按摩胸背有办法

症状：支气管炎等小儿肺病

偏方：

①擦背：用手或湿热毛巾揉擦胸椎部，每次擦至皮肤发红为度，对各种肺部疾病有辅助治疗作用。也可用手指重点按揉孩子背后的肺腧穴，每次2分钟。

②拍前胸：用虚掌（空拳）轻叩轻拍胸部正中间的胸骨，每次拍3～5下，停10秒左右，每天3～5分钟。重点按揉胸前的天突和膻中穴。

我有一个中学同学，很晚才要孩子，非常爱惜她。不幸的是，因为住在一个污染非常严重的工业城市，孩子的免疫力又低，前几年患上了支气管炎和肺炎。这几年来，病情虽能控制住，但总是反复发作，一年下来要病好几次。每次一犯病，看孩子太难受了，干脆就听当地医生的话，给孩子输液。

现在很多家长都知道输液是个什么概念了，如果说吃药有副作用，输液就是吃药的十倍。老同学也不想给孩子一直输液，可疾病严重起来就顾不得这些了，赶紧让孩子止住咳，晚上能好好睡觉才是当务之急。后来，老同学听说中医可以调养好这个病，又带孩子去看中医，吃中药太苦，孩子根本坚持不下来。偶然的机会，她联系上了我，又赶上一个出差的机会，就带着孩子来找我看病。

老同学带着孩子来找我时，孩子正处于恢复期，身体很虚弱，还有余咳。聊起给孩子看病的经历，我再三告诫她，不能再这样用

抗生素了，否则孩子会越来越虚。平时要注意给孩子进行调理，比如给她吃前文中讲过的百合大枣汤（《阴虚久咳重在补，百合大枣润脾肺》，第60页），受寒后可敷姜葱饼等（《脚底敷上姜葱，小孩夜间不哮喘》，第66页）。针对污染严重的情况，确实不好对付，只能是注意戴着口罩出门，多去乡下的环境调剂了。

但我讲得最多的，还是让她多督促孩子锻炼，体质增强了，免疫力自然提高，病菌就是来了也不怕。可这孩子身体正虚，活动太多也不行，会适得其反。考虑了一下，我教给她一个擦背拍胸的按摩方法，在一定程度上可以补充锻炼的不足。

方法如下：用手或湿热毛巾揉擦后背的胸椎部，每次擦至皮肤发红，对各种肺部疾病有辅助治疗作用。背是督脉所在之处，脊柱两旁的足太阳膀胱经与五脏六腑密切相关，常擦背、捶背，其实是一种机械性刺激，可以增强经络的经气，疏通经络，促进气血流通，还可以调节交感、副交感神经的抑制作用和兴奋功能。据研究发现，人的背部皮下有着许多"沉睡"的免疫细胞，捶擦能让这些细胞"醒"过来，激活它们的功能，从而增强机体的免疫力。

擦后背只是为了刺激相应的穴位，是一种简化的穴位按摩法。如果不嫌麻烦，可用手指重点按揉孩子背后的肺腧穴，每次按2分钟，能起到调肺气、补虚损、止咳的作用。按揉时要注意，孩子皮肤娇嫩，手法要轻柔，按揉时沾少许盐粒效果更好。

肺腧穴是足太阳膀胱经腧穴，膀胱经主一身之表，有卫外御邪的功能，同时肺腧穴也是肺脏经气输注背部的腧穴，具有调补肺气的功效。那么，肺腧穴在哪呢？精确地说，它位于背部第三胸椎棘突下旁开1.5寸。家长找穴时，可让孩子低头，脖子后面正中有两个明显的骨性突起，下面那个是第七颈椎的棘突，往下数四个这样的突起，这就是第三胸椎棘突，这个部位往两边水平1.5寸处（约为两个手指的宽度）就是肺腧穴。家长实在没把握，就沿着胸椎上面这段按摩两旁，穴位不准也没关系，刺激这一块区域一样起作用。时

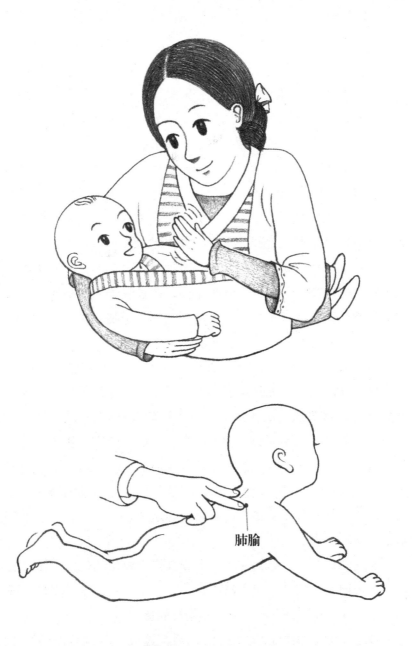

肺腧

拍拍前胸，揉揉后背，帮助预防小孩肺病。

间上则没有严格要求，几分钟也行，十几分钟也可。

除了揉擦后背，别忘了给孩子拍拍前胸。用虚掌（空拳）轻叩轻拍胸部正中间的胸骨，每次拍3～5下，停10秒左右，每天3～5分钟就可以了。前胸是人体阴气所汇之处，拍前胸不但可以宽中理气、活血化瘀，增强心肺功能，还可调节胸腺的应激系统，使"休眠"的胸腺细胞处于活跃状态，同时使体液系统产生各种激素，作用于各种器官组织，提高免疫功能。

拍胸骨可顺带刺激膻中、天突穴，但重点按揉这两个穴位效果更佳。膻中位于两乳连线的中点，操作时家长先用掌根部贴在孩子的膻中穴上，旋转揉动20～30次，再换另一手揉动相同的次数。而按天突穴更简单，天突就在喉咙下面，两锁骨中间凹陷处。家长可用中指指端按这个穴约10次，可起到化痰、平喘、止呕的作用。注意力道不要太大，否则马上会引起咳嗽。

膻中穴是脏腑之气汇聚的地方，所以膻中又被称为气会，但凡和气有关的疾病，如气虚、气机瘀滞等都可以按揉它来调治，有宽胸利肺、理气通络的作用。《甲乙经》有载："咳逆上气，唾喘短气，不得息，口不能言，膻中主之。"而天突穴是任脉腧穴，在胸腔最上面的喉头上，相当于肺与气相通的通道，清气从这里进入肺，浊气又从这里呼出，治疗肺病一般都要找到它。如果用天突穴来通痰、导气，效果不错。而常常按揉这个穴位，具有止咳化痰、清咽利喉的功效。

老同学边听我说，边在本子上详细记下穴位的位置、按揉的手法等，说回去一定按这个方法给孩子治。这个病把孩子真是折腾苦了，好不容易找到好办法，哪有不坚持的道理。

过了半年，我再次接到她的电话，这段时间她真的坚持下来了，食疗、按摩几乎每天不断，孩子的病情越来越有好转，期间发病的次数明显少了，她希望再坚持半年，让孩子以后再也不犯这个病了。

24. 白芥子敷穴位，治好小孩支气管肺炎

症状：支气管肺炎早期或恢复期

老偏方：白芥子20克研粉末，加面粉用温水调成糊状，摊在布上（8厘米×10厘米），贴在患儿两肩胛骨内侧的肺腧、定喘两穴上，用胶布固定，两小时后取下，每天一次，7天为一个疗程，可止咳化痰，加速病情好转。

连着好几篇都在讲小儿呼吸系统疾病，实在是因为这些病近年来太常见，发病率越来越高。这当然跟环境的变化有关，近年来城市里的汽车成倍往上翻，天空越来越雾蒙蒙的，闻着都比以前臭，呼吸系统不得病才怪。

可能也有读者会感到奇怪，就是肺炎、支气管炎、气管炎和支气管肺炎，这么些个病到底区别在哪儿？这要细说起来话就长了，可以简单来理解，支气管肺炎也是肺炎的一种，支气管炎则是介于气管炎和肺炎之间。最早往往是上呼吸道感染，也就是感冒，接着发展到气管、支气管、肺部，从外到内逐步蔓延。如果出现肺气肿，是很危险的。

刘女士以前是我的老病号，后来搬了家，联系就少了。她的儿子刚两岁半，有一次孩子感冒后反复咳嗽，刘女士想着是孩子感冒没好彻底，在家调养一下就好。过了几天，孩子突然呼吸急促、口唇发青，她这才急忙带他上附近的医院检查。医生诊断为急性支气管肺炎，说要马上用抗生素治疗。刘女士觉得很奇怪，孩子没发烧，怎么可能得肺炎？她生怕医院误诊了，连忙打电话咨询我。

我告诉她，没发热的孩子也有可能得肺炎。发热的原因，其实是人体在和入侵的病毒、细菌等在斗争，不发热，那就是抵抗力太差，入侵的病菌占压倒性优势，连抵抗的信号都没有。刘女士又问我，这个病中医有没有方法治疗，毕竟给孩子用太多抗生素，还是让人太担心了。我让她别太着急了，病情不急或处于恢复期，用中医的方法调养效果最佳，如果是急性发作期，最好先用常规药物治疗，把病情先缓解，要不然问题更大。抗生素当然是越少用越好，但只要不滥用，关键时候也要让它发挥作用，具体怎么用还是要听医生的。

刘女士听了我的话，让孩子先接受西医治疗。经过抗菌消炎的治疗后，孩子的病情已经得到控制，但还会咳嗽咳痰。刘女士又带孩子过来让我看，我听孩子肺部还有啰音，又发现他舌质淡，苔薄白，脉浮紧，就建议刘女士用白芥子敷穴配合治疗，可止咳化痰，加速病情好转。具体做法：白芥子20克研粉末，加面粉用温水调成糊状，摊在手掌大小的一块纱布上（8厘米×10厘米），贴在孩子两肩胛骨内侧的肺腧、定喘两穴上，用胶布固定，两小时后取下，每日一次，7天为一个疗程。

支气管肺炎为小儿肺炎中最常见的，以三岁以下婴幼儿最多见。起病急，临床表现为发热、咳嗽、咳痰、气促等。中医学认为，这个病是由于小儿肺脾气弱，外邪侵肺，肺气郁阻，痰阻肺络而致。现代医学认为，这个病是因病原微生物及其毒素的影响，形成支气管黏膜及肺泡毛细血管扩张充血，肺泡内水肿及炎症性渗出，导致气道阻塞，通气障碍而引起，跟中医的认识比较接近。家长可能会经常看到，检查单或病例中写到"干啰音""湿啰音"，其实就是呼吸时气体通过气道，因为气道变窄，有分泌的异物，发出来的异常呼吸声。就像在肥皂泡里吹气，气泡破裂了会发出声响，或者像吹口哨一样，原理是一样的。

肺炎既然是炎症，西医用抗生素治疗就是常规方法，针对咳

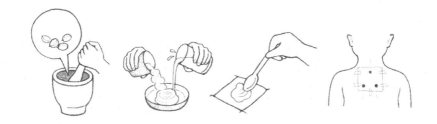

自制白芥子膏敷穴位，简单防治支气管肺炎。

喘，会用止咳平喘的药。中医则是针对肺、肾、脾等综合调理，在治疗过程中，一些非药物疗法如按摩、敷穴也会派上用场，对早期和缓解期的康复非常有效。

敷贴疗法又称"膏药疗法"，是行气活血、疏通经络、驱邪的一种外治疗法。上述方子提到的白芥子，辛温气锐，温肺利气，散结通络止痛，主治寒痰喘咳、胸胁胀痛等症。《本草纲目》有说："利气豁痰，除寒暖中。"需要提醒的是，芥子挥发油有刺鼻辛辣味及刺激作用，敷在皮肤上有温暖的感觉并使之发红，一般敷的时间控制在15～30分钟，过久会引起水泡、脓疱。

上方中提到的肺腧、定喘穴都是气血输注的地方，也是症候反应于腧穴的部位。腧穴贴药，经药物的发散、走窜及穿透力，借助穴位透到皮肤，通过经络直达肺部病变部位，发挥药物和经络的双重作用。定喘穴在第七颈椎棘突下，旁开0.5寸，主治哮喘、咳嗽、肩背痛等症。肺腧位于第三胸椎棘突旁开1.5寸（约两个手指的宽度），主治肺炎、支气管炎等呼吸道疾病。研究发现，针灸刺激肺腧，可增强呼吸功能，使肺通气量、肺活量及耗氧量增加，明显减低气道阻力。而药物敷贴刺激，与针灸原理相似，同样有疗效且易为小孩接受。

临床上，针对婴幼儿肺炎肺部啰音明显或持续时间长者，在常规抗生素及相应对症处理的基础上，加白芥子敷穴位法能促进啰音吸收，症状缓解较快，可缩短病程，减少抗生素的使用，减少菌群失调和耐药性产生的概率，使患儿早日康复，优于单纯药物治疗。不过正如我们前面说过的一点，白芥子有刺激作用，皮肤敏感的小孩要慎用，可缩短敷贴时间或另选材料敷贴。

刘女士按我推荐的方法给孩子治疗了三天，症状有所减轻，她再给孩子坚持治疗五天，上医院检查时，发现咳喘等症状消失了，肺部听诊也没听到啰音，胸部X线检查正常，孩子精神很好，晚上睡得安稳，食欲也恢复了正常。

25．呼吸道反复感染，喝鸡汤糊就能预防

症状：呼吸道反复感染，伴四肢冰凉、畏寒怕冷、舌苔薄白

偏方：母鸡肉250克，猪腿肉250克，肉桂10克，党参20克（肉桂和党参可以包在纱布内），加水3000毫升煮汤，直至肉烂，取出肉及药物后余汤2000毫升左右，后将鸡肉、猪肉切成丝。取麦片100克，放入锅内煮沸后，再缓慢加入面粉200克，调成均匀糊状，最后加适量盐及味精。食用时取适量加入碎鸡肉、猪肉及少量香油即可食用。以冬季食用为佳，可预防呼吸道感染。

婴幼儿的免疫系统还不完善，两岁以下的孩子免疫力还不足成人一半，这在医学上称为"生理性免疫功能不安全期"。随着年龄增长，孩子的免疫机能会逐渐成熟，不要轻易买些"提高孩子免疫力"的化学药品来吃。

免疫力差的孩子，自然会常常出现各种身体不适，尤其是反复感冒（上呼吸道感染），让家长相当头疼。宋女士的女儿莉莉今年四岁，这孩子从小就爱感冒，特别是冬天要感冒好几回。宋女士工作繁忙，没太多时间照顾孩子，只希望通过打针吃药缩短病程，结果孩子一年到头不停感冒，也就不停地吃药打针。后来，她带女儿过来找我看病，经诊断后，我告诉她，她女儿得了反复呼吸道感染，究其原因是滥用感冒药造成的。

宋女士想不明白，感冒药是用来治感冒的，怎么还会引起反复

感冒呢。我告诉她，小儿反复呼吸道感染是一种比较复杂的病证，现代医学认为与多种因素有关，免疫功能低下或紊乱，感染，维生素及微量元素缺乏等都可导致发病，而免疫功能低下是主因。反复呼吸道感染的孩子往往反复使用抗菌、退热药物，有的甚至滥用激素来退热，这些药物多苦寒，易损伤免疫功能，结果是按下葫芦浮起瓢，感冒就成了孩子的"家常便饭"了。

我给孩子检查了一下，发现她舌苔薄白，四肢冰凉，还有轻微贫血的表现。又从宋女士口中得知，孩子感冒好了之后，身体也很虚弱，常常畏寒怕冷。于是我开了一些常规药物后，又推荐一个食疗方子，让宋女士回去给孩子调养身体。

这个方子叫温肺鸡汤糊，以冬季食用为佳，经常食用有预防呼吸道感染的作用。具体做法：母鸡肉250克，猪腿肉250克，肉桂10克，党参20克（肉桂和党参可以包在纱布内），加水3000毫升煮汤，直至肉烂，取出肉及药物后剩下2000毫升左右的汤。取出的肉切成丝备用，取麦片100克，放入锅内煮沸后，加入适量的面粉调成糊状，最后加一点点盐就行了。食用时加入碎鸡肉、猪肉及少量香油，味道更香，容易被小孩接受。

中医认为，肺虚不固、营卫不和是这个病的发病机理。孩子脏腑娇嫩，肺气更虚，对外邪的抵抗力差，加上孩子不知寒热，一不小心，外邪很容易乘虚侵袭肺部，导致感冒。再加上治疗如果图方便，长期用苦寒的药物（如抗生素），孩子的肺气受损严重，从而出现面色少华、四肢发凉、汗出不温、舌苔薄白、脉无力的症状。对于这样的孩子，治疗的思路应该是益肺固表、健脾补气，这样才能防、治一体，减少反复发病率。

近年来国内外有关研究认为，呼吸道感染与维生素缺乏也有关。维生素A缺乏的孩子，得呼吸道感染及消化道感染的几率日益增高，这是因为维生素A能降低淋巴细胞的死亡速度。反复呼吸道感染的患儿，血清中的维生素C和维生素B_2的含量为低水平。维生素C参与体内氧化还原反应，促进胶原蛋白的合成，在免疫和抗氧化防御系统起重要作用，缺乏时会降低机体抗感染、抗病毒的能力。而维生素B对物质代谢过程有重大影响，能促进上皮细胞的修复。因此，对反复呼吸道感染患儿，补充多种维生素也是非常必要的。在欧美等发达国家，医生对感冒儿童所开的最多的"药"是维生素，就是这个道理。

温肺鸡汤糊可给久病体虚的孩子补充营养，起到温肺健脾的作用。中医认为，鸡肉有温中益气、健脾胃、活血脉、强筋骨的功效。母鸡肉性属阴，是体弱多病者较为理想的调补食品，而且含有丰富的维生素A、B₁、B₂、C、E和蛋白质等，脂肪含量低，其营养很容易被人体吸收。而猪肉可提供血红素（有机铁），能改善缺铁性贫血，具有补虚强身、滋阴润燥的作用。这个方子我建议用猪腿肉，是因为这个部位全瘦，脂肪含量极少，属于高蛋白、低脂肪且高维生素的猪肉。

这个方子中的几味药材也各有作用，党参性味甘、性平，归脾经、肺经，可健脾补肺、益气生津，主治脾胃虚弱、食少便溏、肺虚喘咳等。现代研究发现，党参具有增强免疫力、扩张血管、降压、改善微循环、增强造血功能等作用。至于肉桂，性热、味辛，可发汗解肌，温通经脉，可治肾阳不足、畏寒肢冷。

我嘱咐宋女士，在孩子不感冒不发烧、手脚冰冷时，可以用这个方子调理身体，一旦有感冒发热、阴虚火旺、手足心热、喉咙肿痛的情况，就不能服用了，免得孩子"上火"加重病情。另外，还要注意加强营养，多换食谱，预防贫血。平时还可以给孩子多吃补气双菇面：取黄芪10克煎汤50毫升，再取鲜蘑菇及水发蘑菇各25克，加油适量，炒后再加黄芪汤煮熟。挂面适量煮熟后，捞出放在黄芪双菇汤内，再加调料直至熟烂即可。这个双菇面没什么禁忌，作为主食经常食用可增加抵抗力，预防呼吸道疾病。

宋女士按我的吩咐回去给小孩调养身体，一年多来，小孩的感冒次数明显减少了，体质有了明显的改善。

26. 搓搓手，揉揉脚，增强体质不感冒

> **症状**：经常感冒
>
> **偏方**：
>
> ①对搓两手大鱼际，两手上下交替，直到搓热为止。搓1~2分钟，整个手掌便会发热，可促进血液循环，增强体质。
>
> ②按摩足心，重点揉凹陷处的涌泉穴，直至发热，可使经络通畅、气血运行，预防风寒感冒。

不管春夏秋冬，以前经常会在路上看到老人家一边走路一边搓手。这可不是怕冷，而是老人家们常做的保健运动。比如，常搓手掌上的大鱼际，就有预防感冒的功效。这个方法对孩子照样有效，而且比起食疗来更加简便，随时随地都能做。

我认识一个对中医有研究的学者，她有一个儿子，孩子还小的时候，她就给孩子按摩手掌治疗小病小痛，等孩子大了一点，她就跟孩子说，每天闲时搓搓手，这样就不会感冒，不感冒就不用打针吃药了。孩子很怕打针，就相信了妈妈的话，果然，日复一日坚持下来，这孩子果真比其他孩子少感冒。

教孩子搓手可不是忽悠小孩，这是有医学原理的。根据中医理论，人体内脏与手掌密切相连，内脏有病，可通过经络把信息传到手掌，而对手掌的良性刺激，又可以通过经络传导治疗疾病。

手拇指根部肌肉丰富，伸开手掌时，明显突起，占手掌很大面积，这部分在医学上称为大鱼际。大鱼际与呼吸器官关系密切，这

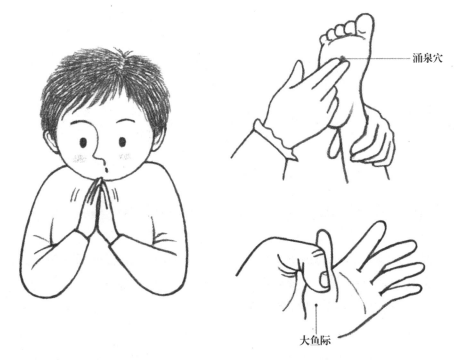

涌泉穴

大鱼际

搓搓小手，揉揉小脚，让感冒远离您的宝宝。

个地方有肺经的荥穴，是专门治热病的穴位。中医认为，肺与大肠相关联，大肠的疾病可通过治肺来消除，按摩肺经的荥穴可起到清肠热、化肠燥、通大便的作用。每天搓搓手，可促进血液循环，预防便秘，强化身体新陈代谢，提高自身免疫力，对于改善易感冒的体质大有益处。

搓手的方法太简单了，小孩子都会，就是对搓两手大鱼际，直到搓热为止。搓法像用双掌搓洗筷子一样。两手的大鱼际相贴，一只手不动，用另一只手的大鱼际来搓，两手上下交替。搓1～2分钟，整个手掌便会发热。一般搓够五分钟，效果最佳。如果孩子还小，父母也可以用拇指给孩子每天搓搓大鱼际。

除了上述方法，最好配合另一个方法——揉足心。对于常受风寒引起感冒、体质虚寒的孩子，这个方法最有疗效。具体操作：按摩涌泉穴和足心，直至发热，使这两个区域的经络通畅，气血运行正常，这样可预防风寒侵入，拒敌于大门之外。

中医认为，足与人体的健康长寿关系密切。人的心、肝、肺、肾、胃、肠等数十个脏器，在足底有特定的反射区。足部与上呼吸道黏膜之间有着极为密切的神经联系，如果足部受凉，则局部血管收缩，血液减少，就会反射性地引起鼻咽、气管等上呼吸道黏膜的毛细血管收缩，纤毛摆动减弱，致使局部抵抗力降低，细菌病毒乘虚而入，使人容易感冒。

涌泉穴是人体足底穴位，位于足前部凹陷处，从第二和第三脚趾之间到足跟画一条连线，这个穴就在连线向脚趾方的三分之一处，是全身腧穴的最下部，也是肾经的首穴。重点按摩涌泉穴，有利于补肾强身。《黄帝内经》中说："肾出于涌泉，涌泉者足心也。"意思是说：肾经之气犹如源泉之水，来源于足下，涌出灌溉周身四肢百骸。针刺、按摩、热敷或熏洗这个穴位，均有益精补肾的作用，可治疗神经衰弱、倦怠感、晕眩、过敏性鼻炎、怕冷症等，能增强人体的免疫能力，对冬春季节易引起的流行性感冒、流行性腮腺炎、流脑、甲肝、非典及禽流感等传染性疾病有一定的抵御作用。

如果父母觉得按摩脚心麻烦，还可以用温水给孩子泡脚，这样能加快血液循环，具有按摩足心的同等效果，同样预防风寒感冒。

第四章

小孩补益老偏方，
营养全面身体棒

缺什么补什么，营养吸收合理，小孩身体最好。

小孩子每天都在一点点长大，看到自己的孩子出现了缺钙、贫血、肥胖等生长发育的问题，大人怎么会不着急呢！大人最希望见到的，莫过于心爱的孩子健康长大。为了孩子好好成长，一定要多加注意，缺了什么营养就要补，也不能盲目，没有对症进补，反而容易导致孩子发育出现问题。

其实，有很多对孩子生长发育非常有效的老偏方，平时在家就可以做，本章就逐一为您介绍。

27．孩子贫血脸苍白，喝补血粥健脾益气

> **症状**：缺铁性贫血
>
> **偏方**：
>
> ①鲜猪肝50克，鲜瘦猪肉50克，大米50克，油15毫升，盐少许。将猪肝、瘦肉洗净剁碎，加油、盐适量拌匀；将大米洗干净，放入锅中，加清水适量，煮至粥将熟时加入拌好的猪肝、瘦肉，再煮至肉熟即可。每日一剂或隔日一剂，一次或两次食完，可长期食用。
>
> ②党参15克，红枣20克，莲子30克，粳米或大米30克。将党参切成片，红枣洗净，剖开去核，莲子打碎。将粳米淘洗干净与党参、红枣、莲子一起放入锅中，加清水适量，煮至米熟即可。婴幼儿食粥浆，儿童食粥及红枣，每日一剂，分两次食完，食至贫血痊愈。

在我们的门诊常常遇到家长带孩子来看病，其中不少孩子是皮肤苍白、口唇少血色、头发干枯的样子。严重的甚至有呼吸、心跳增快，心脏可听到杂音，肝脏、脾脏肿大的体征。对于这样的孩子，我一般会要求家长带孩子去化验血，一旦查血发现红细胞中血红蛋白减少，红细胞大小不等，血色素低于11克/分升（g/dl），基本上可以诊断，这孩子是缺铁性贫血了。

缺铁性贫血是一种全球性营养缺乏性疾病，尤以儿童多见。我一个亲戚家的孩子妞妞，去年刚上幼儿园，此后就开始偏食，一年左右，就得了缺铁性贫血。医生建议妞妞服用补铁剂补血，但这孩

子耐受不了补铁剂，每次吃完不久就会拉肚子。这下亲戚头疼了，想起我来，打电话来问怎么补铁更合适。

我告诉她，服用补铁剂确实容易引起肠胃不适，而且大量、长期服用补铁剂不但不能从根本上改善贫血，还可能会影响人体锌的吸收，造成缺锌。对于孩子来说，最好小剂量补铁，这样更容易吸收，且不易有不良反应。另外，用补铁剂的同时，最好采用食疗方法辅助补铁，虽然不如补铁剂治疗速度快，但同样能达到补铁的效果，且没有副作用。

中医认为儿童缺铁性贫血是血虚证。因喂养不当、病后失调出现脾胃虚弱或心脾两虚所致。治疗小儿贫血，健脾是第一要义，脾脏的消化吸收作用，关系到疗效的好坏。临床上切忌一见血虚，就给以补血。补血药多属于滋腻之品，容易损伤脾气，导致运化失常，不能生血，反过来加重贫血。所以，健脾运土是治疗的重要原则。我建议亲戚的孩子不妨多吃容易健脾补血的食品，比如给孩子煮点猪肝菠菜粥，或者猪肝瘦肉粥。猪肝瘦肉粥可健脾益气，适用于缺铁性贫血、佝偻病及夜盲症等，可长期食用。

具体做法如下：鲜猪肝50克，鲜瘦猪肉50克，大米50克，油15毫升，盐少许。将猪肝、瘦肉洗净剁碎，加油、盐适量拌匀；将大米洗干净，放入锅中，加清水适量，煮至粥将熟时，加入拌好的猪肝、瘦肉，再煮至肉熟即可。每日一剂，或隔日一剂，一次或两次食完。

要预防婴幼儿的缺铁性贫血，必须选择含铁丰富的食物。动物肝脏和血含有丰富的血红素铁，每100克猪肝含铁约22.6毫克。瘦肉、猪肝等天然肉食不仅含有大量容易吸收的血红素铁，且富含蛋白质，属于动物性蛋白质，易于吸收，是缺铁性贫血患儿的良好食疗食品。同时动物性食品中铁的吸收率较高，达10%～20%。由于这些天然食物补铁的特点是循序渐进，短期吸收的量不会太大，不会产生其他问题。

研究发现，植物性食品铁的吸收率则较低，不过如果将肉食加入植物性食品中同时食用时，就可促进植物性食品中的非血红素铁的吸收。而在给孩子吃猪肝瘦肉等肉食补铁时，同时给孩子多吃点富含维生素C的蔬菜水果，也可以促进动物性食品中铁的吸收。

另外，还可以常喝参枣莲子粥，具体做法：党参15克，红枣20克，莲子30克，粳米或大米30克。将党参切成片，红枣洗净，剖开去核，莲子打碎。将粳米淘洗干净与党参、红枣、莲子一起放入锅中，加清水适量，煮至米熟即可。婴幼儿食粥浆，儿童食粥及红枣，每日一剂，分两次食完，食至贫血痊愈。

党参是益气补脾的上乘良药，红枣也能补脾益气，改善血虚萎黄，其中的多糖成分能促进造血机能。莲子清心醒脾，补脾止泻。三种材料共同熬粥，可健脾益血，养血补虚，尤其适用于缺铁性贫血、大细胞性贫血、病后体质虚弱。

我嘱咐亲戚，不仅要常给孩子喝补血粥，还要注意多补充其他富含铁、维生素、蛋白质的食物，如动物内脏（心、肝、肾）、鸡蛋、大豆、麦芽、木耳、海带、紫菜、玉米、菠菜、芝麻酱等。总的来说，缺铁性贫血根源是营养吸收不均衡，要想彻底解决问题，还是得从饮食上着手，长期坚持自然能见到效果，不能怕麻烦。亲戚听了我的话，给孩子合理调整膳食结构，一个月后，孩子的贫血就有所改善。过了几个月，她带孩子去医院一查，红细胞增加，孩子的气色明显好多了，贫血的症状也消失了。

值得提醒的是，缺血性贫血还可能与核黄素缺乏有关，补铁的同时要注意补充核黄素。另外，有研究发现，儿童缺血性贫血与幽门螺旋杆菌（HP）感染有一定关系，HP感染是慢性胃炎、消化性溃疡的主要病因。一定要带孩子上医院检查清楚，如果确定是HP感染，要先治疗，以免影响到铁吸收，增加铁的流失。

最后提醒一句，除了缺铁、贫血的原因还有很多，一定要先带小孩到医院检查，以免延误病情。

28．孩子缺钙不用愁，蛋壳醋补钙吸收快

> **症状**：缺钙
>
> **很老很老的老偏方**：取新鲜鸡蛋壳清洗干净，加热焙干，碾碎备用。将适量蛋壳碎倒入陈醋中浸泡（100毫升醋加入8克左右的蛋壳），浸泡三天后即成，在烹饪食物出锅前加入少许蛋壳醋就可以了。

一直有家长来问怎么补钙才有效果，因为不少孩子钙片吃了不少，但吸收效果差，有的孩子甚至出现便秘、食欲下降等不良反应。事实上有报道显示，单纯补钙并不能治疗儿童缺钙。儿童过量服用钙剂，会抑制锌的吸收而导致锌缺乏，出现身材矮小、性器官发育不良、免疫力低下等症状。长期大量补钙，还会导致血管钙化和肾脏损害。因此，我一般建议家长合理补钙，最好通过食疗达到补钙的效果。

众所周知，牛奶、豆浆是最好的补钙食物，虾皮也是不错的钙源，100克虾皮含钙多达1760毫克。不过，各种海产品和肉制品都含有大量有毒性的亚硝胺类物质，多吃不仅带来致癌危险，还会带来盐过量的问题，所以不能每顿给孩子吃虾皮。虾皮每天用量最好不要超过2～3克，这几克的分量，并非补钙的主要途径。我认为，科学补钙的方法应该是从多种途径去补充钙，不建议从单方面摄钙含量。补钙的食品太多了，有些常常被人们忽视。

我学医时曾听一个同学说，她认识的一个韩国人家里很喜欢吃一种补钙饭，这补钙的材料很常见，就是普通的鸡蛋壳。做法超简

单，将新鲜鸡蛋壳清洗干净，干炒成金黄色，等凉了后磨碎成粉，跟淘好的米一起煮饭就行了。韩国人很少人缺钙，这大概就是因为他们常吃这种蛋壳饭吧。我听同学说了后，很惊讶，没想到鸡蛋壳还有这种妙用。后来，我把这个方法讲给了一个缺钙的远方亲戚听，她年纪大了，腿也不好，听了我的方法她很愿意回去试试。结果她吃了一段时间蛋壳饭，缺钙的症状有所好转了。

那么普通的鸡蛋壳怎么会有如此神奇的功效呢？为了寻找答案，我查了不少文献资料。鸡蛋壳其实是一种取材广泛的民间中药，鸡蛋壳入药首见于唐《大明本草》，其后历代本草也间有记载。经文献查阅，其药用多为民间作单方、验方供内服、外用。根据文献记载，它具有燥湿化饮、制酸止痛、益肾壮骨、收敛止血、消痈解毒敛疮等功效，主治胃脘痛、反酸、吐酸、小儿软骨症及骨折、肺结核等。

现在市面上补钙的产品五花八门，但并非所有都适合小儿用。有些钙源对孩子的胃肠道刺激大，小孩服用后常会出现胃肠道不适、便秘等现象。目前，最适合小儿的钙源是碳酸钙，而鸡蛋就含有大量这种钙。有研究发现，鸡蛋壳含有大量的碳酸钙，约$91.56\% \sim 95.76\%$，有机物$3.55\% \sim 6.45\%$，还有碳酸镁、磷酸钙、胶质等。

含钙量高的鸡蛋壳是一种取材广泛的天然钙剂，在门诊给孩子看病时，我也推荐过家长用鸡蛋壳给孩子补钙，可将新鲜鸡蛋壳清洗干净，加热焙干，碾碎备用，用少许烙饼、蒸馒头或煮米饭。如果孩子胃酸过少，怕孩子吸收不佳，还可以将碎鸡蛋壳倒入陈醋中浸泡，100毫升醋加入$8 \sim 10$克蛋壳，浸泡三天后即成，在烹饪食物时加入几滴就可以了。

不过有的家长怕给孩子吃醋会对肠胃产生不良影响。关于这点，家长也不用担心，只要不过量，一般不会刺激孩子的肠胃。醋味酸、性平，归胃、肝经，有助于消食开胃。婴幼儿的胃液的成分和成人基本相同，但胃酸比成人要低。给小孩烹调食物时加几滴醋，一方面可以开胃、增加食欲、促进消化，另一方面可使肉类中的钙溶解，有利于小肠吸收。用醋泡鸡蛋壳，可有效溶解鸡蛋壳，使碳酸钙转变为醋酸钙，更容易被人体吸收。蛋壳里的钙进入人体内，不会打乱血钙的水平，也不会对人体产生不良反应，可以放心食用。

给孩子补钙并不难，只要不迷信某种钙片、某个偏方，饮食均衡，做到不偏食，就能改变缺钙的状况。上述介绍的蛋壳醋只是补钙的一个方式，也不能作为唯一的补钙方式，除此之外，还可以给孩子的辅食添加黄豆、虾皮、芝麻酱、黑木耳、香菜等含钙高的食品。另外，光补钙不够，缺维生素D照样缺钙，所以要多带孩子出去晒晒太阳，让孩子身体产生天然维生素D，有助于补钙。最后提醒一下，给孩子吃含钙高的食品最好不要选择晚上，特别是睡前不要吃，以免钙吸收不良沉积在尿液里，增加尿路结石的风险。

29．晒晒太阳身体壮，小孩不得佝偻病

症状：小儿佝偻病、软骨病

偏方：每天让孩子接触阳光1～2小时，注意避免晒伤，可在打开窗的室内或户外阴凉处接触反射阳光。冬天日照不足时，多吃含维生素D丰富的食物，如猪肝、羊肝、牛肝来促进钙的吸收，已患佝偻病的孩子，需口服补充维生素D。

杨女士的儿子两岁，孩子出生时她就注意给孩子补钙，但去年冬天，她的孩子入睡困难，睡觉时翻来覆去，还出汗，上医院检查，发现孩子患上了小儿佝偻病，还好发现得早。杨女士觉得很奇怪，怎么天天给孩子补钙，还是会患上这种病呢？

其实，很多孩子并不是因为缺钙而患上佝偻病，真正的病因是孩子体内缺乏维生素D，而它正是帮助吸收钙质的东西。现在的孩子，吃的配方奶、营养素和日常的食物中，钙的含量都不少，孩子体内缺钙，并不是因为吃进去的钙少，而主要是因为体内维生素D缺乏，使钙的吸收减少。此时给孩子吃钙片不但补不了钙，更糟的是，钙片吃得越多，钙磷比例越失调，反而不利于钙的吸收和利用。因此，单吃钙不能预防佝偻病，也治不好佝偻病，还可能误了正确治疗时间。

医生给杨女士的孩子检查后，给他们开了一些维生素D，嘱咐要按时服用。杨女士家里还有很多钙片，不知道应不应该继续给儿子服用，于是她打电话问我，服用钙片是否可以增加疗效呢？我告诉她，临床上常见的佝偻病患儿，大多是单纯性维生素D缺乏性

佝偻病，给维生素D治疗后病情就可迅速好转。但是，也有给予维生素D治疗效果并不满意，加用钙剂后病情开始好转。这些患儿常同时伴有缺钙现象，对于这部分患儿，才需要在补充维生素D时加用钙剂。根据检查结果显示，她儿子是单纯性维生素D缺乏性佝偻病，不必再多吃钙片了。

杨女士按医嘱给孩子服用维生素D，不久孩子的佝偻病好转了。为了预防佝偻病再次发生，她问我有什么好方法。预防小儿佝偻病，我一般建议家长多带孩子晒晒太阳，每天让孩子接触阳光1～2小时。小孩夏季增加户外活动，可不用维生素D剂，冬季时可给小孩适量用。平时要多给孩子吃含维生素D丰富的食物，如猪肝、羊肝、牛肝来促进钙的吸收。

维生素D缺乏性佝偻病是一种婴幼儿常见的慢性营养不良病，由于维生素D不足而使钙、磷的代谢失常，钙、盐不能正常地沉着在骨骺的生长部分，以致骨骼发生病变。维生素D主要有两种：D_2（麦角骨化醇）和D_3（胆骨化醇）。D_3也可在日光紫外线照射下由人体皮肤合成，而且是人体主要的维生素D的来源。据有关资料表明，每天居室日照在三个小时以上的孩子，平均身高高于日照少于三个小时者，这充分证明了充足的日照有益于促进孩子的生长发育，具有抗佝偻病的作用。

许多文献还表明，依靠多晒太阳、适量补充维生素D，能有效地预防和控制佝偻病的发生。早期轻症的佝偻病多数通过晒太阳是可以治愈的。晒太阳治疗佝偻病是经济、安全、有效的，因此应大力提倡。而对于比较严重的佝偻病，经维生素D治疗后，多晒太阳对巩固疗效、防止复发也是非常重要的。晒太阳的同时也能提高机体免疫力，促进孩子生长发育。目前我国对儿保的教育逐步普及，连很多老人都知道，要多给孩子晒太阳，这样能"补钙"，其实这样做的目的，是补维生素D。

不过，晒太阳防治佝偻病要因地、因时、因人制宜。我国北方地区由于纬度高、紫外线强度低、冬季漫长，所以发病率高、病情较重、冬春季多发，因此在治疗时，多采取维生素D突击疗法，常常以维生素D治疗为主、晒太阳为辅。南方地区紫外线强度较高，冬春季发病差别多不显著，南方孩子比北方孩子病情也较轻，因此在治疗时，可以晒太阳为主，维生素D治疗为辅，剂量宜少些、维持时间也不宜太长。补充维生素D虽有效，但是长时间大剂量使用，或者短时间大量误吸也可以发生中毒，引起恶心、食欲减退、便秘等不良反应，家长一定要把握好剂量，按医嘱给孩子服用。

还需要注意的是，要防止单纯片面地依靠维生素D，合理营养对预防和治疗佝偻病也是十分重要的。维生素D、钙、磷是骨生长发育不可缺少的重要营养物质，同时骨发育还需要蛋白质、糖类、脂肪、其他维生素和某些微量元素等。因此，防治佝偻病绝不能一味补钙或补充维生素D。当佝偻病并发营养不良或其他疾病时，单纯补维生素D已经没用了，一定要注意补充蛋白质、维生素C、维生素B、维生素A等营养物质，以促进骨骼的发育，加快病情好转。

30．耳穴压豆减肥法，小胖墩体型变标准

症状：儿童肥胖症（单纯性肥胖）

偏方：

①选取神门、内分泌、交感三个主要耳穴，有家族遗传史的加肾、肾上腺两个耳穴，无家族遗传史的加用脾、胃、心三个耳穴。在选用的穴区寻找压痛反应点，再用胶布在上面粘一粒菜籽，以小孩有酸胀感为度。每次选4~5个穴位，每天按压3~4次，一周更换一次，左右耳交替进行。四次为一疗程，适合学龄后儿童应用。

②南瓜500克、绿豆100克、精盐、味精适量，将南瓜切成块，绿豆淘洗后加水炖1小时后，放入南瓜块、精盐共煮30分钟，加味精即可。

随着现在生活条件越来越好，肥胖儿童也是与日俱增。有一次和班里的老同学聚会，女同学都聊起了自己的孩子。同学小雪皱着眉说，她家小孩囡囡出生时就比较大，食量也大，很爱吃甜腻食物，一直娇生惯养，到现在都成小胖妞了，刚上小学二年级，经常被班里的孩子嘲笑。妇幼保健院的医生说有儿童肥胖症，但总是忌不了口，减不下来。

儿童肥胖除了少部分人和遗传、疾病等因素有关外，大部分小孩都是因为吃得太好、运动太少所引起的单纯性肥胖。市面上的减肥药物以及保健食品，基本都是针对成年人的。通过药物减肥，主要是从抑制饮食神经和缓泻剂两方面起作用。但饮食神经过于抑制

会产生厌食症，对于儿童来说是有害的。而成人的缓泻剂，对儿童来说作用相当于泻药，服用稍有不当，就会引起脱水和胃肠功能紊乱。所以，当小雪问我，能不能给孩子适当用点儿减肥药时，我劝她别动这个念头，减肥再重要，也重要不过安全。

小孩减肥虽然不容易，但家长应该对肥胖的孩子有信心，肥胖的小孩减肥关键是要注重饮食的调节，加强体育锻炼。当然，中医也有辅助治疗的办法，比如耳穴压豆减肥法。

近年来很多临床经验证实，针刺减肥效果不错，但对于小孩减肥来说，针刺的酸麻胀痛感会让孩子们害怕，用耳穴压豆法更易于被孩子接受。耳穴压豆疗法，顾名思义，就是在耳朵上取穴，并用圆粒的植物果实（常用王不留行，即麦蓝菜的种子）压穴刺激，从而达到治疗效果。耳穴压豆是耳穴疗法的一个分支，目前应用的范围非常广泛。它的作用原理与针刺疗法基本一样，都是通过刺激穴位，对饮食习惯及内分泌功能进行调整，从而达到整体减肥的目的。耳穴压豆不用复杂的设备、操作容易、副作用少，既方便在家治疗，也便于长时间坚持。

这个方法的主要治疗穴位是神门、内分泌、交感三个耳穴。另外还有配穴，有家族遗传史的加肾、肾上腺两个耳穴，无家族遗传史的加用脾、胃、心三个耳穴。首先，在选用的穴区寻找压痛点，用头部光滑的细木棍或火柴棍按压，有压痛感的地方标记出来。选准耳穴的压痛点后，先用75%的酒精消毒，再用胶布在上面粘一粒王不留行或萝卜籽，贴上之后以孩子有酸胀感为度。每次选4～5个穴位，压贴后患儿或家长每天按压3～4次，一周更换一次，左右耳交替进行，四次为一疗程。治疗过程中，每周称一次体重和身高、腹围，看有没有疗效。需要注意的是，这个方法不是所有儿童都适宜，学龄前儿童尽量不要用。

中医认为，耳朵并不是单纯的听觉器官，"十二经通于耳""耳为宗脉之聚"，人体的五脏六腑四肢百骸，都在耳朵上有

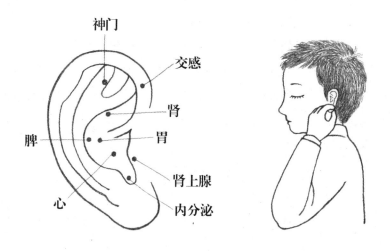

用耳穴压豆法，小胖墩也可以轻松恢复健康身材。

反射位置、病变的反应点，这些反射位置和反应点，就被称为耳穴。通过按压这些耳穴，可以调节人体腑脏的生理功能，从而达到治病的目的。现代医学的观点认为，耳朵上汇聚着非常丰富的神经来源，对耳朵相应部位进行刺激，的确能够调节身体的某些功能。

临床上大多数患儿在进食或饥饿时按压耳穴，可减轻饥饿感，抑制人体脾胃的消化功能。经治疗后的孩子普遍感到身体轻松，且不影响孩子的生长发育，无创伤无副作用，不会发生感染。

我告诉同学小雪，耳穴压豆的工具，除了用菜籽，还可用萝卜籽、王不留行、白芥子等。由于孩子都比较多动，耳穴上贴着的压穴材料很容易就脱落。因此，在给孩子进行耳穴压豆治疗时，要随时检查孩子耳穴压豆的情况，并提醒孩子注意耳部卫生。同时，还要注意改变孩子的饮食结构，以高蛋白、低碳水化合物、低脂肪的饮食为主，并鼓励孩子增加运动。这样，耳穴压豆减肥法才能达到预期的效果。

此外，我还给小雪推荐了一个儿童减肥食疗方——南瓜绿豆粥。南瓜500克、绿豆100克、精盐、味精适量，将南瓜切成块，绿豆淘洗后加水炖1小时后，放入南瓜块、精盐共煮30分钟，加味精即可。还可让孩子多喝胡萝卜粥、红小豆粥、燕麦粥、冬瓜汤等。

小雪听了我的建议，回去让囡囡坚持耳穴压豆法，严格把控油腻甜食，一周治疗后，囡囡平时过人的食量终于减少了。她再让囡囡坚持一个月，体重下降了两公斤，腹围也减少了很多，班里的孩子不再嘲笑囡囡，囡囡变得开朗多了。

31．孩子生长痛，喝蹄筋汤补胶原蛋白

症状：生长痛

老偏方：鸡血藤30克，猪蹄筋100克，调料适量。将猪蹄筋泡软、洗净、切段，鸡血藤用布包好，两者加水同炖至烂熟后，去药渣喝汤。每周喝两三次，可养肝益肾，通络止痛。

陈大爷的孙子今年五岁，有一段时间，这孩子总在夜间喊着"腿痛"，到第二天早晨又全然忘记"疼痛"，一整天活蹦乱跳的。这种情况持续了好几天，陈大爷仔细地看了看孩子的腿，不红不肿，没有任何异常，那孩子到底为何常常"腿痛"？

邻居的大妈说这孩子可能缺钙，陈大爷给孩子补了一个月钙剂，可是没有任何缓解。陈大爷急了，心想是不是孩子腿骨头有什么问题，急忙带着孙子上我的门诊看病。经过一系列检查，陈大爷的孙子并没有什么大毛病，这是常见的生长痛在作祟。

我叫陈大爷别担心，生长痛是儿童生长发育时期特有的一种生理现象，多见于3～12岁生长发育正常的儿童，男孩多于女孩。生长痛的发生多因孩子活动量相对较大，骨骼生长较快，与局部肌肉筋腱的生长发育不协调而导致。生长痛是良性疼痛，并不需要特别的药物治疗，等孩子长大一点，这种现象自然会消失。

陈大爷问需不需给孩子补钙，我告诉他，缺钙的孩子确实更容易出现生长痛，但生长痛不一定全是因为缺钙，钙充足的孩子也可能出现生长痛，专门补钙剂对生长痛的缓解没有什么帮助。因为生长痛不在骨骼，而是软组织疲劳。那要补什么呢？我告诉陈大爷，

应该让孩子多吃可以促进软骨组织生长的营养素，补充弹性蛋白和胶原蛋白。在这方面，食补效果远远优于药补。

我推荐陈大爷一个食疗偏方：鸡血藤30克，猪蹄筋（其他动物蹄筋亦可）100克，调料适量。将鸡血藤用布包好，猪蹄筋泡软、洗净、切段，两者加水同炖至烂熟后，去药渣调服。这个方子有养肝益肾、通络止痛的作用。

中医认为本病多为小孩先天不足，后天失养，致使肾精不足，寒邪侵袭所致，治疗时应该以调补肝肾、散寒通络为主。鸡血藤性温、味苦，归心经、脾经，可活血舒筋、养血调经，主治手足麻木、肢体瘫痪、风湿痹痛等。《本草纲目拾遗》中有载："活血，暖腰膝，已风瘫。"药理研究显示，鸡血藤有扩血管、抗血小板聚集的作用。

而猪蹄筋也有养血补肝、强筋骨的功效。猪蹄筋中含丰富的胶原蛋白质和弹性蛋白，能增强细胞生理代谢，使皮肤富有韧性和弹性，延缓皮肤的衰老，还具有强筋壮骨的功效，对腰膝酸软、身体瘦弱者有很好的食疗作用，多吃有利于小孩生长发育，也可以缓解中老年人骨质疏松。

我告诉陈大爷，含有弹性蛋白和胶原蛋白的食物还有很多，如牛奶、骨头、核桃、鸡蛋等，要多给孩子吃。猪蹄筋除了搭配鸡血藤外，还可以用山药搭配。取山药250克，猪蹄筋100克，猪蹄筋切好泡软，加清水炖沸，再加入山药及调料，文火炖熟。山药是纯食材，具有补中益气、补气通脉的作用，可放心长期服用。

除猪蹄筋外，鸡血藤还可和鸡蛋搭配：取鸡血藤10克，鸡蛋1个，白糖适量，将鸡血藤布包，同鸡蛋加清水煮熟后，去蛋壳再煮片刻，加白糖调味，食蛋饮汤。这个方子同样可养血通络止痛。

研究发现，维生素C对胶原蛋白的合成有利，所以，生长痛的孩子可多补充含维生素C的食物，如柑橘、柚子、韭菜、菠菜、青菜等。很多教女性美容的书里，都会提到这一点，就是多吃维生素

C。维生素C会帮助人体合成胶原蛋白，而胶原蛋白正是人体皮肤的重要组成部分。

另外，每天晚上睡觉前，可用热水给孩子泡泡脚，适当做做腿部按摩，白天不要勉强孩子参加太多的运动，保证休息可缓解生长痛。陈大爷按我的嘱咐回去给孩子调养，按摩、食疗双管齐下，几个食疗偏方交替着给孩子服用，一个月后，小孩的腿疼不再频繁发作。陈大爷再坚持为小孩调养，两个月后，孩子就再也没有夜间喊腿痛了。

32. 孩子夜间磨牙，苹果蜂蜜益脾补锌

> **症状**：夜间磨牙，伴口腔溃疡、食欲差、头发稀黄（缺锌）的现象
>
> **很老很老的老偏方**：鲜苹果500克，切碎捣烂，绞汁，熬成稠膏，加蜂蜜适量混匀。每次一匙，温开水送服。

林太太的女儿今年七岁，几个月前，她发现女儿睡觉时总是发出咯吱咯吱的磨牙声，家里的老人说孩子可能有蛔虫，于是她带孩子上医院看，大便检查中并没有发现蛔虫卵。既然不是蛔虫病，那孩子为什么会磨牙呢？

她听说缺钙也会引起磨牙，又带孩子去检查血钙，结果显示孩子的血总钙、游离钙均正常。她心想问题不大，没再管了，可过了一个多月，孩子依然有磨牙的毛病，让她很担心。经人介绍，林太太带孩子来找我看病。

我看了林太太女儿之前的检查单后，叫孩子咬一下牙，发现上下牙接触时咬合面平整，牙齿的发育并没有问题。我问林太太，孩子入睡前有没有吃东西的习惯，或者有没有玩耍过度、精神紧张的情况，林太太摇摇头。我看孩子面色不太好，头发稀黄，又问林太太，这孩子是不是食欲差，经常挑食、偏食，还常有口腔溃疡的毛病。林太太露出惊奇的神色，反问我怎么会知道，我心里大概就清楚了。

儿童夜间磨牙现象在门诊并不少见，除了肠道寄生虫、牙齿生长发育不良、精神因素引起外，还可能与消化道疾病、营养不良有

关。我告诉林太太，她女儿很可能是营养不良引起磨牙。不少孩子有挑食的习惯，营养不均衡，导致钙、磷、各种维生素和微量元素缺乏，引起晚间面部咀嚼肌不由自主收缩，牙齿便来回磨动。

据研究显示，儿童夜间磨牙除了与缺钙有关，还可能与缺锌及缺乏维生素B有关。锌是人体中许多重要酶的组成成分，是促进生长发育的重要元素，尤其与记忆力有重要关联。小儿缺锌主要表现为头发稀黄、食欲差、生长发育缓慢、免疫功能低下，青春期缺锌可引起性成熟障碍。缺锌不但会引起食欲低下，还会引起B族维生素缺乏。临床治疗上，对于夜间磨牙并有缺锌表现的孩子，一般补锌剂两到四周，可消除夜间磨牙的现象。

目前，儿科临床上锌剂很多，由于部分小孩对锌剂的吸收不佳，我建议林太太同时给孩子食疗补锌，如能经常给小孩增加些含锌量高的食品，一般不会发生缺锌。我向林太太推荐的方子如下：鲜苹果500克，切碎捣烂，绞汁，熬成稠膏，加蜂蜜适量混匀。每次一匙，温开水送服。

中医认为，儿童夜间磨牙多是胃经有热，也就是上火引起的，治疗上一般以清热祛火、健脾化积为主。这其实和现代医学并不矛盾，也就是说小儿脾胃功能不佳导致营养不良，中医的治疗准则以调养脾胃入手，先清后补，而不是查出体内缺什么元素就补什么元素。上述方子源于《滇南本草》，主要用于胃阴不足、咽干口渴等症，有益胃生津的作用。苹果味甘酸而性平，具有生津止渴、益脾、和胃降逆的功效。现代研究发现，苹果可促进消化系统健康，苹果中含有的磷和铁等元素，易被肠壁吸收，有补脑养血、宁神安眠的保健养生功效；还含有丰富的矿物质和多种维生素，果肉内富含锌，常常吃可以增强记忆力，具有健脑益智的功效。

蜂蜜是一种营养丰富的天然滋养品，含有对人体健康有益的多种微量元素，以及果糖、葡萄糖、淀粉酶、氧化酶、还原酶等，具有滋养润燥、止咳、解毒养颜、润肠通便的功效。蜂蜜还有杀菌的作用，经常食用蜂蜜，不仅对牙齿无妨碍，还能在口腔内起到杀菌消毒的作用。

我告诉林太太，要多给孩子吃含锌食物，海产品中牡蛎、鱼类含锌量较高，动物性食物中瘦肉、猪肝、鸡肉、牛肉等也含一定量的锌，还可以促进其他微量元素吸收。另外，豆类、坚果等都是补锌的好食品。

如果孩子食欲不好，除了上述方子，还可以给孩子喝点陈皮水。陈皮有理气、健脾、燥湿、化痰等特效。民间就有介绍让小孩喝生橘子皮或陈皮水治疗夜间磨牙的偏方，其实就是为了促进消化，孩子脾胃吸收功能好了，食物中的微量元素就能有效吸收，不用专门服用锌剂。

第五章

小孩五官老偏方，眼耳鼻喉都健康

健康的五官，让孩子快乐又精神。

看到小孩因为眼睛不舒服、鼻子难受、牙疼、喉咙痛，整张脸都变"苦"了，父母的心里也是说不出的苦。

本章针对小孩的五官问题介绍了一些老偏方，我在医疗工作中也时常会用到，不但安全、有效，对小孩子来说也更容易接受，希望您的孩子天天都有快乐的笑脸。

33. 生姜泡茶牙齿坚固，小孩再不会牙痛

症状：牙周炎

偏方：取3～4片带皮的鲜姜，切片，加适量的水煮开，可以根据水量酌情增加鲜姜用量，先用热姜水清洗牙石，然后用热姜水代茶饮用，每天1～2次，一般6次左右即可消除炎症。

牙周炎这种病看似简单实则难缠，发作起来的时候，简直让人苦不堪言。它不仅会袭击成年人，小孩子也不能幸免。

祝女士的儿子今年六岁，经常牙龈红肿、出血，祝女士自己的牙齿很不好，她怕以后儿子跟她一样没有一口好牙，就果断带儿子去看牙医。医生检查后发现她儿子的牙龈轻度充血水肿，下牙还有很多的软垢、结石，不过发现得早，病情不算很严重。医生给她儿子洗了牙，还开了漱口水，嘱咐以后一定要重视保持牙齿清洁，正确刷牙。

祝女士回来后按医生的指示督促儿子漱口，可她儿子每次漱口都会"咕咚"一下把漱口水吞下去了，怎么纠正都不行。祝女士听说漱口水中含有酒精，对身体有害，只能暂时停用。但不用漱口水的话还有什么其他方法呢？祝女士有次找我看病时，抱着试一试的态度，问我知不知道怎么治这个病，有没有什么好办法。在她心里，这毕竟是口腔科才治的病。

中医对牙周炎，当然有办法。我推荐了一个很简单的方法给她：取3～4片带皮的鲜姜，切片，加适量的水煮开，可以根据水量

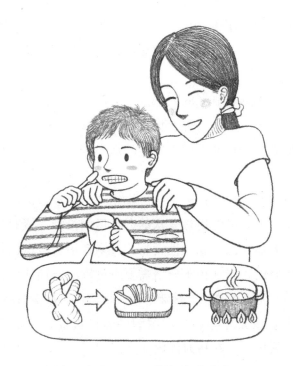

生姜水洗洗牙，预防小孩牙周炎。

酌情增加鲜姜用量，先用热姜水清洗牙石，然后用热姜水代茶饮用，每天1～2次，一般6次左右即可消除炎症。

祝女士的儿子属于青春前期牙周炎，治疗的原则就是消炎。生姜的功效很多，民谚有"家备小姜，小病不慌"的说法。现代药理研究表明，生姜含有姜辣素、水杨酸、姜酚等多种化合物，其提取液对金黄色葡萄球菌、白色葡萄球菌、伤寒杆菌、宋内氏痢疾杆菌、绿脓杆菌等均有明显抑制作用，能杀菌解毒，消肿止痛。对口腔内牙周致病菌也很有效果。

交谈中我还了解到，祝女士的儿子刷牙总是敷衍了事，为了让孩子对刷牙有兴趣，她还给孩子买了电动牙刷呢。我告诉她，电动牙刷清洁牙齿表面时总是一个方向旋转，有些牙齿间隙是刷不到的，低龄儿童最好不要用电动牙刷，以免清洁不到位引起牙周炎。

我建议她给孩子选用刷头较小、刷毛稍软、刷毛尖磨圆的磨毛牙刷，并且最好每三个月更换一次牙刷，使用时间过长，刷毛积存细菌，不利口腔健康。

至于孩子不喜欢刷牙的问题，一方面家长要耐心告诉他刷牙的必要性，要不厌其烦。另外，也是有窍门的，可以将一些牙齿受损的照片给他看，告诉他不保护牙齿的后果有多严重，这样小孩往往会改变态度。

一周后祝女士反馈信息给我，说她儿子炎症基本消退了，刷牙出血也很少，准备继续用热姜水的方法巩固治疗一段时间。我听后提醒她，生姜性辛温，属热性食物，过多食用会破血伤阴，尤其不适宜阴虚体质的人。在孩子病情需要时可以漱口加饮用，平时预防或孩子太小不能接受姜水的辣味的话，用姜水直接漱口就可以了。

牙周炎是侵犯牙龈和牙周组织的慢性炎症，儿童牙周炎比成人牙周炎发展更快，在短时间内就会出现牙根暴露、牙齿松动的情况，一旦发现孩子患了牙周炎应尽快给孩子治疗牙病，并督促其每天用软毛牙刷认真刷牙。如果孩子牙齿排列不整齐，可以考虑在12岁之后进行正畸治疗。另外，建议家长们每半年或一年带孩子到正规医院检查一下牙齿，从小做好牙齿的保健。

34．清清凉凉柠檬水，让孩子告别鹅口疮

症状：鹅口疮

偏方：

①取一个鲜柠檬榨汁，果汁和水按2:1稀释，用其中的一半漱口，另一半尽可能停留在口腔，充分与病灶接触。连续使用10天，即可见效。

②取吴茱萸9克，捣碎研末，用醋调成饼状，贴在脚心涌泉穴，用纱布裹好固定。每天睡前贴好，次日早晨除去，将孩子的脚擦干净。

一天早上我刚开始接诊，就有一个年轻妈妈牵着一个大概两岁的男孩走进来，说儿子最近总说嘴嘴疼，嘴里面有火烧，饭也不好好吃。家长察看后发现，嘴里像有一些白色的奶渍，总是沾在舌头上。我让她抱着孩子坐好，轻轻地翻开孩子的嘴唇，发现他的口腔黏膜有些发红，舌头上有很多白屑，形状像雪片一样，正是鹅口疮的症状。我告诉这位姓林的妈妈，他孩子得的是鹅口疮，并不是奶渍，没有奶渍会一直黏在孩子嘴里。

这位妈妈听了连连点头，又着急地问我该怎么治。我让她不要慌，鹅口疮很常见，这个孩子的鹅口疮不算厉害。我先用小苏打溶液给孩子清洗了一下口腔，再在创面上涂了些药水，处理期间，这孩子显得挺淡定，虽然有点儿害怕，却一直比较配合，算是很乖的小孩了。

处理完，我告诉这位妈妈，不用给他开其他的药了，抗菌药吃

多了不好，有一个办法倒是挺适合他，可以在家里治疗。

取一个鲜柠檬榨汁，将果汁和水以2:1的比例稀释兑好，用其中的一半漱口，在嘴里停留几分钟后吐出，再将另一半含在口中，使其尽可能长时间地停留在口腔里，充分与病灶接触，连续使用10天；接下来为巩固疗效，可以每天再用纯柠檬汁滴到患处，每次滴上几滴，每天三次，持续10天。

10天后，林妈妈带着孩子来复诊，此时孩子嘴里的"雪花"都已消失不见。尽管这样，我还是让她再继续用这个偏方治疗一周，巩固疗效。因为鹅口疮治疗不彻底的话很容易复发，所以不能在口腔病变消失时马上停止治疗。

有的孩子比较闹人，你让他含着水漱口，或尽量含着不吐不咽，肯定做不到，那这个办法就不太有效了。这个孩子性格比较安静，倒是可以用这个办法试试。

鹅口疮又名雪口病，是白色念珠菌感染所致的口腔炎症，任何年龄都可发病，尤其是婴幼儿。《医门补要·鹅口疮》有云："脾胃郁热上蒸，口舌白腐，叠如雪片，在小儿名鹅口疮。"可见脾胃虚弱、郁热上蒸，是产生鹅口疮的根本原因。

柠檬性平，味酸甘，入肝、胃经，具有生津、健脾胃的功效。现代药理研究也表明，柠檬中的烟酸和有机酸有很强的抗炎杀菌作用，在柠檬中提取的柠檬醛，则直接有抗真菌作用，对念珠菌有一定的杀灭效果。事实上，西药中抗真菌的药不多，很多因为副作用的原因，只能短期对症治疗，用的时间长了就会有问题。食材和中药里有抗真菌作用的品种，则非常丰富。像柠檬、大蒜、茴香、肉桂、紫苏、丁香等，都有一定的抗真菌功效，可以说是抗真菌的宝库。在南非，早就有人直接用柠檬汁，非常有效，只是报道比较少而已。

不过柠檬汁对口腔会有一定的刺激感，不能适应的宝宝或者宝宝太小不会含漱的话，就不能采用这个方法了。这个时候可以试试

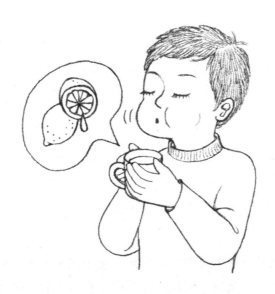

鲜柠檬汁漱口，治好小孩鹅口疮。

用吴茱萸敷脚心的办法：取吴茱萸9克，捣碎研末，用醋调成饼状，贴在脚心涌泉穴，用纱布裹好固定。每天睡前贴好，次日早晨除去，将孩子的脚擦干净。

吴茱萸性味偏热，温中散寒，贴在脚心刺激涌泉穴，可以直接调理脾胃虚弱的毛病，从而达到治疗鹅口疮的目的。另外，这个方法对流口水的孩子也有效，可以一试。

鹅口疮除了在出生时经产道感染而发外，长期使用广谱抗菌药物或激素、营养不良及经常腹泻的孩子也很容易染上这种病，所以做好预防很重要，能大大减少发病率。有阴道霉菌病的产妇要积极治疗，哺乳期的宝宝一定要保证所有乳具的清洁消毒，婴幼儿的餐具玩具要经常清洗消毒晾晒，幼儿要经常进行户外活动，增强抵抗力。尤其是不能滥用抗生素，使孩子体内的菌群失调，这已经成为近年来鹅口疮发病的重要原因。

35. 小孩沙眼泪水流，菊花桑叶快消炎

症状：沙眼

老偏方：野菊花、桑叶各10克，白朴硝5克，水煎后去渣，取澄清液，每日点眼三次。

小孩沙眼是一种常见的儿童眼病，稍不注意卫生，就很容易感染。而且孩子们喜欢在一起玩，一个孩子有这个病，其他孩子也容易传染。有时候大人得了沙眼，使用的毛巾等用具又给孩子用，也是传染的渠道。

沙眼现在说起来是个小病，以目前的医学水平，只要及时去治都没问题，但在旧社会，它可是我国致盲的第一位病因。

方先生的女儿莎莎今年13岁，平时总是喜欢揉眼睛，两年前学校体检时发现莎莎已经感染上了沙眼，断断续续用过氧氟沙星滴眼液、金霉素眼膏之类的药物治疗，每次连着使用1～2个月，一直没好彻底。最近莎莎的眼睛又开始发痒，明显红肿起来，时不时流眼泪，总想用手去揉。方先生在朋友的介绍下来到我这里，希望能详细了解一下，他不明白这么个小病，怎么会一直拖延不好。

我详细询问了病情，知道莎莎长期用抗生素眼液眼膏，加上平时感冒什么的，对使用抗生素也没有警惕，显然已经产生了耐药性，这是沙眼长期不愈的原因之一。我告诉方先生，小孩使用抗生素，一定要注意用药的量和时间，除非万不得已，以后不能轻易给孩子用这些药了。有个中药治沙眼的方子，不妨一试：野菊花、桑叶各10克，白朴硝5克，水煎后去渣，取澄清液，每日点眼三次。

沙眼是由沙眼衣原体引起的一种慢性传染性结膜、角膜炎，小孩患这个病，最麻烦的就是因为痒，会不由自主地去揉搓，结果病情发展比较快。西医治疗主要是抗生素，常用利福平滴眼液、红霉素药膏等，一般很快就能见效。但有些孩子因为抗生素用得太多，产生耐药现象，病情就会经常出现反复了。这种情况下，用中医药治疗成为另一个途径。

根据中医眼科五轮辨证，上下睑胞为肉轮，是脾胃所属，沙眼的病因病机多由忽视眼部卫生，外感风热毒邪，内兼脾胃积热，热毒交争，壅滞经络，久则热入血分，瘀滞为患。临床见证实多虚少。上方中的野菊花、桑叶和朴硝，功效基本上集中在清热解毒、消肿散结方面，跟沙眼的病机相符。

野菊花的清热解毒、消肿功效非常显著，一直广泛用于治疗疗疮痈肿、咽喉肿痛、风火赤眼等病证。不仅对多种致病菌和病毒有抵制作用，对某些病原体微生物也有对抗功效。桑叶苦寒，入肝经，有疏散风热，清肺润燥，平肝明目，凉血止血等功效。中医常讲肝主目，眼睛上的病，要治疗肝，桑叶归肝经，又是清热的，跟沙眼非常对症。跟野菊花相比，桑叶自古以来更是中医治疗各种眼疾的常用药。《本草蒙筌》称桑叶"煮汤，洗眼去风泪，消水肿脚浮"，《本草纲目》称其"治劳热咳嗽，明目，长发"，都肯定了桑叶在治疗眼疾中的作用。

朴硝又名朴硝石、消石朴、海皮硝等，为矿物芒硝经加工后的结晶，性寒。主要功效是泻热、润燥，软坚。平时多用来治疗实热积滞、腹胀便秘、目赤肿痛等。跟野菊花和桑叶合作，治疗沙眼的效果很好。

一个月后，方先生带着莎莎来复诊，告诉我说莎莎用这个偏方后，眼睛发痒流泪的现象越来越少，有希望就此解决这个难题了。

沙眼包括急性沙眼和慢性沙眼。在慢性病程中，常有急性发作，这是重复感染的表现。治疗沙眼主要是以预防为主，要格外注意小孩的卫生习惯，不可长期在过度疲劳的状态下使用眼睛。教育孩子不用手揉眼，毛巾、手帕要勤洗、晒干等。风沙大时尽量少出门，减少与沙眼患者接触的机会。一旦小孩眼睛有不适，家长要引起重视，先到医院进行确诊，如果患了沙眼，要积极治疗，同时加强消毒，注意水源清洁，培养孩子的良好习惯。

36. 红眼病又痒又痛，明目粥能保肝护眼

症状：红眼病

老偏方：白菊花10克，枸杞子10克，决明子10～15克，粳米50克，冰糖适量。将白菊花、枸杞子、决明子共入砂锅中，加清水适量，煎煮30分钟，弃渣留汁。药汁中加水适量，下入粳米煮粥。煮至粥将熟时，加入冰糖，再煮片刻即可食用。每日一次，一般七天左右见效。

红眼病在医学上称为急性结膜炎，是由细菌或病毒感染引起的，春夏季很容易流行，主要通过接触传染，孩子的抵抗力低，要格外注意预防。

佳佳三岁了，活泼好动，已经上了幼儿园，每天有那么多小朋友一起玩，开心得不得了。最近不幸的是，佳佳不小心感染上了红眼病，老师让她在家治好病再去上学。佳佳的双眼红肿、眼角还有黄色的分泌物，可能是痒的缘故，老想用手抓眼睛。因为不舒服又不能去幼儿园，佳佳很不开心，整天在家哭闹。妈妈吴女士在医生那里开了氧氟沙星滴眼液，并按医生的要求每天给佳佳滴眼，可是每次滴眼孩子都不配合，乱动。好不容易滴进去，又马上去揉，搞得妈妈手忙脚乱。

佳佳家离中医院不远，看着滴眼药难有效果，吴女士就带她来中医院，想看看有没有其他办法。我听了吴女士的叙述后告诉她，眼药来治红眼病还是必要的，毕竟见效较快。用药的时候要注意方法，用药前要先将眼睛的分泌物擦拭干净。如果是眼药水，就要滴

在孩子眼睛的内眼角。想办法和孩子沟通或者做游戏，让孩子闭上眼睛，转移其注意力，将药水滴在孩子内眼角，当她睁开眼睛时，药水就会流进眼睛里。如果是药膏，就轻轻把孩子的下眼睑扒开一点，沿着眼睑挤出一小段药膏，孩子一眨眼，药膏就能进到她眼睛里面去了。

鉴于孩子用药不配合，用太多抗生素也不好，我又给佳佳妈开了一个辅助治疗红眼病的偏方——明目粥：白菊花10克，枸杞子10克，决明子10~15克，粳米50克，冰糖适量。将白菊花、枸杞子、决明子共入砂锅中，加清水适量，煎煮30分钟，弃渣留汁。药汁中加水适量，下入粳米煮粥。煮至粥将熟时，加入冰糖，再煮片刻，即可食用。

《本草求真》说：决明子，除风散热。还说，如果有人流泪眼痛，基本上是由于风热内淫，血不上行，要用这个药来驱除内邪。

现代药理研究证实，决明子所含的有效成分具有调节免疫、抑菌及明目等作用。白菊花能抑制肝脏中胆固醇的合成和加快胆固醇的分解代谢，有抗炎解热的作用；而枸杞子中的枸杞多糖有保肝作用，能促进蛋白质合成及解毒，恢复肝细胞的功能，并促进肝细胞的再生。

在中医看来，对肝有好处的食物，对于眼睛也有好处。三种中药与有益肠胃的粳米合煮成粥，具有疏风清热、明目平肝的功效，正好适用于急性结膜炎的辅助治疗。

吴女士回去后正确地给佳佳点眼药水，并每天熬明目粥给她喝。一个星期后，佳佳的红眼病就彻底好了，又高高兴兴地去上幼儿园了。

红眼病传染性极强，只要健康的眼睛接触了病人眼屎或眼泪污染过的东西，如毛巾、手帕、脸盆、书、玩具或门把手、钱币等，就会受到传染，在几小时后或1~2天内发病。小孩生性好动，如果不注意预防，一个孩子得红眼病可能会累及全家或整个幼儿园。所以加强预防是防治小儿红眼病的根本途径，尽量少带小孩去人太多的地方。一旦患病，应将孩子适当隔离，对患儿的物品消毒，同时教育孩子注意卫生，保持眼部清洁，及时治疗，以免发展成慢性结膜炎。

37．顺着鼻梁刮几刮，消除小孩眼屎多

症状：婴儿眼屎多

偏方：用食指按压小孩子的眼睛内眦，顺着鼻梁往下刮按，每次10～15下，一天至少两次。

一天，我正在给一位患者看病，他的夫人抱着孩子进来找他。看上去孩子只有几个月大，长得粉雕玉琢，非常可爱，可凑近一看，发现孩子有很多黄色的眼屎。我指给这位夫人看，她连忙拿出纸币给孩子擦，一边擦还一边嘀咕，说刚擦过怎么又有了。

出于医生的职业敏感，听她这么一说，我便抱过孩子来看。夫妻俩介绍道，孩子生下来没多久就发现他眼屎多，老人家总说这是胎毒未清，上火了，经常煲些凉茶给孩子喝，从王老吉到黄连水、夏枯草水都用上了，但孩子还是有很多眼屎，简直把人愁死了。

听完介绍，我又仔细看了一下小孩的眼睛，没有红肿，也没有发炎的迹象。我告诉这位夫人，孩子眼屎多完全跟胎毒没关系，但治起来也不难。我教了她一套按摩的手法，用食指按压孩子的眼睛内眦，顺着鼻梁往下刮按，用力按压，每次刮按10～15下，一天至少两次。按摩前家长最好剪短指甲，以免误伤宝贝眼睛。如此坚持一段时间，一般就能治好了。

眼分泌物增多，俗称眼屎多，是新生宝宝常见的症状。如果不是上火，也不是结膜炎之类的感染性疾病，那么原因就很简单，即鼻泪管阻塞，4%～6%的新生儿会出现这种病症。在眼睛内眦的皮肤下面有泪囊这个器官，从这里为起点，有一条鼻泪管通往鼻腔。

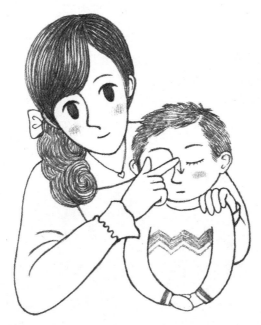

帮小孩刮刮鼻梁，眼屎多的毛病就能好了。

这个鼻泪管的下端尽头处本来是封闭的，一般在孩子出生一周后，就会被泪囊分泌出来的泪液给冲破，使鼻泪管畅通；如果没有冲破或者冲破不彻底，泪囊产生的泪液无法通过鼻泪管排走，眼屎就不可避免地多了起来。

在这个方法的操作过程中，用食指从内眦开始顺着鼻梁向下刮按，目的就是压迫鼻泪管里的液体，使之冲击鼻泪管的末端，将它完全打开。鼻泪管一通，眼屎多的毛病自然就好了。一般坚持这个方法一到两个月，就会有显著的效果。在孩子不满六个月的时候，父母都可以先尝试"按摩法"帮助疏通。在用这个按摩法没有什么效果的情况下，可以考虑做一个很小的泪道探通手术，同样能够治愈眼屎多的情况。

日常保护宝宝的眼睛，要从细节做起：尽量不要让宝宝揉眼睛；宝宝的毛巾要经常消毒和晾晒；如果家里有人得了眼病要少接触宝宝，个人用品分开，避免传染；室内要经常通风换气。

如果发现孩子眼屎过多，甚至还有流泪和眼红的现象时，最好及时带孩子去看医生。尤其是新生儿的抵抗力很弱，如果发生感染，就要尽快处理，以免耽误病情。

38．治好病毒性角膜炎，请用蒲公英熏眼睛

> **症状**：病毒性角膜炎
>
> **老偏方**：蒲公英10克水煎，熏蒸患眼，每天三次，每次
> 持续5分钟，一般两周就能治愈。

眼睛是心灵的窗户，是孩子们感知世界的最主要感觉器官，如果眼睛出了毛病，相当于感知世界的窗户被关上了，当然是不行的。所以对孩子眼睛的保护，怎么样都不为过，尤其是对各种多发眼病的预防治疗，是保护眼睛的关键。比如，病毒性角膜炎就是小儿常见病，多发于半岁至六岁的儿童，如果治疗和护理不当，会使孩子的视力明显下降，因此要引起家长们的重视。

前一阵，小区一侧有个小工地，堆了不少沙子。孩子们看到这个最高兴，拿着铲子、桶、模具，玩得不亦乐乎，有时候把脏东西弄到眼睛里，也只是互相吹一吹，毫不在意。没过几天，邻居傅女士的儿子有点发热，后来眼睛也发炎，先是一只眼睛周围发红，然后是两只眼都红，仔细看眼睑上还起了针尖大小透明的疱疹。

傅女士赶紧带儿子去医院，医生诊断为病毒性角膜炎。给开了各种药：阿昔洛韦滴眼液、氧氟沙星滴眼液，中间还打过头孢的点滴。用药两周，可孩子的下眼睑和白眼球上隐约还有小水泡。傅女士怕好不彻底会影响孩子的视力，晚上趁我在家的时候来问我有没有什么好方法。

我仔细检查了她儿子的眼睛，如医生所说，确实是单纯疱疹病毒性角膜炎。目前，临床上治疗此病的药物绝大多数是针对单纯疱

疹病毒DNA聚合酶的核苷类衍生物，长期使用容易引起病毒的耐药性和角膜上皮毒性，治疗效果也欠佳。我给她推荐了一个简单安全的偏方，就是用蒲公英熏蒸辅助治疗，取蒲公英10克水煎，熏蒸患眼，每天三次，每次持续5分钟，一般两周就能治愈。

病毒性角膜炎的病因及发病机制主要是内有蕴热或阴虚，腠理不固，风热毒邪乘虚而入，郁久化热，上犯于目所致。蒲公英是《中华人民共和国药典》（1995年版）收载的常用重要中药之一，在我国有十分丰富的资源。药用蒲公英具有清热解毒，利尿散结、抑菌、抗病毒的功效。一方面可以直接灭活病毒或诱生干扰素，另一方面还能调整免疫系统，增强免疫功能。

现代研究也证明，蒲公英的主要成分有：胡萝卜素类、三萜类、植物甾醇类、倍半萜内酯类、香豆素类、黄酮类、酚酸类，具有很好的抗病毒作用。但是蒲公英的抗病毒机理和阿昔洛韦滴眼液是不同的，当临床上对阿昔洛韦产生耐药时，对蒲公英仍然能保持敏感，从而增强抗疱疹病毒的作用。另外，蒲公英还有止痛、消肿、活血化瘀的作用，可在短时间消除结膜的充血和水肿症状，减轻感染的炎症反应。

前几天的一个晚上，我下班回来在小区碰见傅女士，她高兴地拉着我说蒲公英熏蒸果然神奇，之前说两周见效，现在才10天，她儿子已经基本痊愈了。

事实上，很多原因会引起角膜炎，像细菌、病毒、过敏、外伤等。病毒性角膜炎就是由病毒引起的一种眼病，其中单纯疱疹病毒是最常见的病毒，它的传染性很强，主要由带病毒的成年人亲吻或接触儿童，使其间接感染，或其他方式感染带病毒的泪液、鼻涕、大便等污染物引起传染。它一旦进入人体后，大多在人体的神经组织中潜伏下来，平时没有什么不舒服的感觉，但是遇到小孩发烧、劳累、外伤等原因导致抵抗力下降时，病毒就会在人体内快速繁殖，当它扩散到角膜组织中，就会引发病毒性角膜炎。所以病毒性角膜炎还是要重在预防，应教导孩子养成良好的卫生习惯，不要用手揉眼。孩子的手帕毛巾要保持清洁。平时让孩子多参加一些运动，增强抵抗力。

39．麦粒肿不用针挑，有的是神奇妙方

症状：麦粒肿

偏方：

①将剥了壳的温热煮鸡蛋在病灶及周围区域进行热敷、滚动至鸡蛋温度变凉，尽可能多次使用。

②取菊花5克或蒲公英5克，放入杯中，倒入沸水，加盖浸泡5分钟，以热蒸汽熏眼，熏时尽量睁开眼，一般每次熏5分钟，每日熏三次。

两个偏方结合使用，一般三天左右即可痊愈。

孙女士的女儿晨晨11岁，马上就要小升初了，她想考个好的中学，学习很自觉也很努力，但她有一个不好的习惯，就是看书、写作业觉得眼睛累的时候，喜欢直接用手去揉眼睛。有一天晚上复习，她突然觉得眼睛很不舒服，就破例早早上床睡觉了，第二天起床洗脸，发现眼睛有些红，眼睑处还长了几粒像麦子一样的脓头，眨眼的时候还会有热辣辣的感觉。因为过去从没遇到过这种情况，晨晨赶紧告诉妈妈，孙女士很是紧张，就带她到我们门诊治疗。

我简单地检查了一下，发现晨晨得的只是麦粒肿，脓头已经成熟，于是就准备帮她挑破脓肿引流。晨晨一看要用东西去弄她的眼睛，吓得躲在妈妈身后，不敢让我靠近。我笑着对孙女士说，不要紧张，其实麦粒肿这个病，是很常见的眼科疾病，俗称"针眼"，是眼部的皮脂腺受葡萄球菌感染了，把脓挤出来再上点儿药，很快就好。孙女士也一起做女儿的工作，可说了半天，小孩还是害怕。

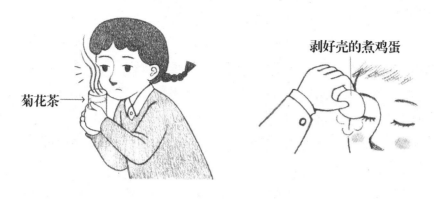

菊花茶→

剥好壳的煮鸡蛋

小孩生了麦粒肿不用针挑，滚鸡蛋、熏菊花茶就能治好。

通常来说，小孩子的卫生习惯较差，所以比较容易得这个病。像晨晨平时喜欢用手指揉眼睛，而反复用过的纸、笔、书本和其他用品，往往附着大量细菌和病毒，这样就容易造成眼部感染，患上麦粒肿。

麦粒肿分为外麦粒肿和内麦粒肿两种类型。外麦粒肿又叫睑缘疖，是睫毛的毛囊部的皮脂腺受到葡萄球菌感染产生的疾病。一般来说，卫生条件差、体质弱或屈光不正的人，比较容易得外麦粒肿，像晨晨就是这种。无论哪种麦粒肿，最有效的治疗方法，就是在脓疱成熟后，先把脓挑破引流，再进行消炎灭菌处理。患者不应该自己加压挤脓，否则细菌、毒素很容易倒流进颅内，引起眼眶蜂织炎、海绵栓塞的严重并发症，情况严重时，甚至会危及生命。

既然孩子不能接受这种治疗方法，我就向她们推荐了两条偏方，也能起到治疗效果：

第一条，将剥了壳的温热煮鸡蛋在病灶及周围区域进行热敷、滚动至鸡蛋温度变凉，尽可能多次使用。第二条，取菊花5克或蒲公英5克，放入杯中，倒入沸水，加盖浸泡5分钟，以热蒸汽熏眼，熏时尽量睁开眼，一般每次熏5分钟。每天熏三次。两条偏方结合，一般三天就能痊愈。

从原理上说，我这两条偏方都属于热敷法。温热能促使局部血管扩张，改善血循环，增强机体免疫力，促进炎性渗出和水肿的吸收。温热可以提高细胞组织代谢，特别是酶代谢的活力，同时刺激皮肤的热感受器，引起邻近组织血管扩张和升温，进一步增强血液循环，尽快使炎症消除。另外，菊花和蒲公英在药效上，都有清热消炎的作用。尤其是菊花，更有明目之效，对于治疗眼部疾病的疗效更佳。

母女俩听完后非常高兴，说挑破脓头的办法太可怕了，不用说小孩，大人也会害怕啊，还是偏方比较好。我还提醒孙女士，麦粒肿容易复发，回去后除了可以按偏方来治疗，还必须督促晨晨戒掉自己喜欢揉眼睛的坏习惯，这样才能尽量避免病菌进入眼部。晨晨插嘴说，不用妈妈督促，以后自己一定会改。

40. 小孩得了中耳炎，快用黄连滴耳朵

症状：中耳炎缓解期

偏方：用黄连20克煎浓汁，外滴于小孩耳朵患部。每天三次，十天为一个疗程。

化脓性中耳炎是一种耳科常见病，也是一种对小孩听力造成极大危害的一种疾病。据相关统计，5岁以下的小孩有三分之二至少患过一次。化脓性中耳炎不仅影响小孩的听力，产生语言发育的障碍，还可能引发严重的并发症，甚至危及小孩的生命。家长们要关爱孩子的耳朵，首先要小心这个病。

郭太太去年得子，有了孩子给家庭带来了无限的快乐。只是郭太太平时只有一个人带孩子，非常辛苦。前段时间一不注意，十个月的宝贝女儿又一次感冒发烧了，烧退了之后，宝宝还是很烦躁，总是哭闹、摇头，有时还想用小手揉耳朵，睡觉不安分也不肯吃奶。

郭太太心力交瘁，带孩子去医院一检查，原来问题真出在耳朵上，得了急性化脓性中耳炎。经过抗生素治疗，一个星期后孩子的症状减轻了一些，可还是不怎么愿意吃奶。郭太太着急万分，听熟人讲我对小孩的病很有经验，就辗转找到我。

我听完郭太太的叙述，仔细检查了下孩子的耳朵，发现炎症已经大大缓解，但是因为没好彻底，当孩子吃奶吸吮和吞咽时，耳朵肯定还是会疼，所以才不肯吃奶。郭太太这才恍然大悟。

治小儿中耳炎，有一个很灵的偏方，就是用黄连汁。黄连极苦，人常说哑巴吃黄连，有苦说不出，但实质上是一味好药，用处挺广。

用黄连20克煎浓汁，外滴于宝宝耳朵患部，每天三次，10天为一个疗程。我用这个方法治疗过很多小孩，都取得了不错的疗效。

化脓性中耳炎常见的是由溶血性链球菌、金黄色葡萄球菌、肺炎双球菌及变型杆菌等致病菌引起。而黄连的主要成分是黄连素，它是一种生物碱，对以上致病菌等均有抑制作用，在体内可加强白细胞吞噬作用，有良好的利胆、扩张末梢血管、降压、解毒作用。中医将化脓性中耳炎称为脓耳，系由肝胆湿热、肾阴不足、虚火上炎、热蒸耳道、络脉不通而致耳内红肿，甚者溃烂化脓。中药黄连苦寒，善清热燥湿、泻火解毒、清心经之火、清利肝胆湿热。治疗中耳炎，用黄连是个不错的选择。

急性化脓性中耳炎好发于儿童，常继发于上呼吸道感染，咽鼓管途径为最常见的感染途径。现代医学认为，儿童咽鼓管宽短而平直，细菌很容易侵入中耳，引起中耳黏膜及骨膜的急性化脓性炎症。

三天后，郭太太带着孩子来复诊，母女俩气色都好了很多，在宝宝津津有味吃奶的间隙，我嘱咐郭太太，中耳炎很多是从感冒引起的，一定要预防孩子感冒。婴幼儿抵抗力低，而且中耳构造还不完善，平时要注意哺乳姿势，避免母乳流入耳腔引发炎症。另外，小儿躺卧啼哭时眼泪进入耳道、洗澡时污水进入耳道、睡觉时异物入耳、随便给孩子掏挖耳朵、不小心损伤了外耳道黏膜或鼓膜，种种原因都可能导致耳朵感染。出牙期的小孩也常有低热、抵抗力下降的现象，家里的大人一定要好好护理孩子。

郭太太答应回去后一定注意我说的事项，十天后她打来电话，说孩子已经痊愈，之后我随访一年，她女儿都没有复发。

化脓性中耳炎虽是小病，但马虎不得，特别是婴幼儿患者，由于不会表达，只能是莫名地哭闹、焦躁或者想用手拉扯耳朵，此时家长要高度重视，及时带小孩去医院就诊，避免迁延成慢性病，杜绝致聋的可能。

41．小孩蛀牙睡不着，海桐皮止痛有一套

> **症状**：龋齿、蛀牙、虫牙引起的牙痛，牙龈红肿
>
> **很老很老的老偏方**：取海桐皮约15克，加开水100毫升左右，浸泡15分钟，等水变温时，含漱1～3分钟，一日2～3次，牙痛消失后停药。

做住院医师时，有一次我替一个同事代班到半夜，回到住处时差不多两点了。后半夜，隔壁断续地传来阵阵小孩的哭声，直到天亮都没有睡稳。第二天早上我碰到隔壁邻居，问起他这个事，他不好意思地告诉我，这是他家小孩蛀牙闹牙痛，一直睡不着，半夜里哭了好几次，正准备请假带他去看医生呢。

我虽然对牙科不是很熟悉，不过我小时候牙痛时，试过一个很灵的偏方，海桐皮泡水能治这个。我告诉邻居，让他不妨买点海桐皮让孩子试一下。听我说到海桐皮，邻居说他也知道这个中药，他家里还有用海桐皮泡的药酒呢。不过他觉得奇怪，海桐皮不是用来治风湿的中药吗，怎么也可以用来治牙痛？

海桐皮的功效主要是驱风通络、生肌止痛。治疗风湿是没错，但也能治牙痛。

用海桐皮来治牙痛，算是古方，在宋朝编的《太平圣惠方》里面，就记载过用海桐皮泡水含漱治疗牙痛的方法，"治风虫牙痛：海桐皮煎水漱之"。《开宝本草》中也提到，海桐皮可治"牙齿虫痛，并煮服及含之"。临床试验证明，海桐皮对龋齿牙痛确有止痛的功效。现代的药理研究认为，海桐皮所含的多种生物碱具有抑制

致病细菌、真菌，及镇静、止痛的效果。

邻居听我这么说，表示回去先试试这办法。

晚上回来的时候，邻居来找我，说这个方子真是好，小孩按照我说的方法，含漱了几次，感觉牙痛大大缓解了。

我告诉他，这个方子应急虽然不错，但如果孩子的龋齿严重，还是得去牙科看看。因为牙齿缺损，会引起敏感，如果是一侧患病，会下意识地总用另一侧来咀嚼，对脸部肌肉也有影响。就算暂时症状消失，不根治的话会一直发展下去，治疗起来更痛苦。邻居问，这孩子从小就爱吃甜食，大人怎么说都不听，要怎么做才能预防呢？

说到龋齿的预防，首要当然是少吃糖，勤刷牙。不过现在的小孩吃零食糖果的机会实在太多，自律能力又不像大人，光是管制也不是好办法。所以，平时最好多吃些能预防蛀牙的食物，像是香菇、芹菜、葡萄干、洋葱等，饭后也可以督促他们漱漱口，而且最好是用茶水漱口，因为造成龋齿的最大原因，就是食物残留在口腔里形成一个酸性的环境，导致牙齿的表层受到损坏，而茶水是碱性的，可以中和口腔的酸性环境，抑制口腔的致病菌，从而起到保护牙齿的作用。平时家里饮用的矿泉水等，也应该尽量去买弱碱性的，都对身体有益处。

42．小孩鼻炎太痛苦，按摩鼻梁就能好

症状：小孩慢性鼻炎，鼻塞，流涕不止

偏方：先用指腹按摩两眉之间的印堂穴2分钟；接着沿鼻梁中点两侧的鼻通穴与鼻翼两侧凹陷处的迎香穴之间，上下移动按摩2分钟；再配合按摩位于拇指和食指掌骨之间的合谷穴1~2分钟。每天按摩两次，30天为一个疗程。

王女士的女儿乐乐七岁，这孩子从小就爱感冒，一感冒就流鼻涕。发展到后来，没有感冒的时候，也是两条鼻涕挂着，只能不时给她揩掉。乐乐刚上幼儿园时，没有孩子愿意跟她玩，同学们都嘲笑她"鼻涕虫"，乐乐很不开心，拼命用手绢擦，鼻子下面总是让她擦得红红的。王女士刚开始没太在意，后来小区里的人提醒，这孩子成天流鼻涕，肯定不是正常现象，这才带孩子上医院看。医生诊断为慢性单纯性鼻炎，开了一堆药，可吃来吃去，效果不大。

去年冬天，有段时间降温得厉害，乐乐的鼻炎又犯了，鼻涕流个不停，王女士听了同事的介绍，带孩子来找我，想看看中医有什么好方法。我告诉王女士，儿童慢性鼻炎是常见病、多发病，是由于各种原因引起的鼻腔黏膜及黏膜下组织的慢性炎症，属于中医"鼻窒"范畴。中医看来，肺脾气虚、邪滞鼻窍是小儿慢性鼻炎的主要病因之一，治疗时多采用通散鼻窍、补益肺脾的中药内服，再配合外治的方法，解决鼻腔通气引流问题。

我看孩子流清涕，量又多，于是给孩子开了些补脾肺的中药，以参苓白术散为主，然后我嘱咐王女士，回去给孩子常常按摩印

堂、鼻通、迎香三个穴位，再配合按摩合谷穴，可以缓解鼻塞、流涕的症状。

按摩的第一步，先找到位于两眉之间的印堂穴，用拇指的指腹按压该穴，有轻微压痛感即可，按顺时针方向按揉一分钟左右，再以逆时针方向按一分钟。

第二步，用拇指、食指指腹沿鼻通穴与迎香穴之间，上下稍压移动按摩，约2分钟左右，按摩时有酸胀感。鼻通穴位于鼻梁中点两侧，距鼻梁骨5毫米处，左右各一个。迎香穴位于鼻翼两侧凹陷处，左右各一个。如果不确定，沿着鼻梁两侧按摩也可以。

第三步，按合谷穴。合谷穴位于双手拇指及食指掌骨之间，按摩时用拇指腹压在这个穴位上，食指腹在手心侧，两只手指用力按压到小孩有酸胀感为止，按摩1～2分钟。每天按摩两次，30天为一个疗程。

小孩脏腑娇嫩，肺卫不固，加之外邪侵袭鼻道，肺气失和，所以常见鼻塞、鼻痒、流涕等症状。又因鼻窍易受病邪攻击，气道受损，故小儿慢性鼻炎常反复发作，治疗时应以健脾益气、升阳通窍为主。

穴位按摩疗法属于中医外治范畴，中医学认为按摩特定穴位可以疏经通络，行气活血、调整脏腑。现代医学认为，通过按摩的物理刺激，能引起生物物理和化学的反应，并通过神经反射与体液循环的调节，产生相应的病理生理改变，达到治疗效果。研究发现，通过特定穴位的刺激，可引起部分细胞蛋白质分解，产生组织胺和类组织胺物质，加上按摩所产生的热能作用，可促进毛细血管扩张，加快血液循环和淋巴循环，促进肿胀消除。

《黄帝内经》中就有记载"内者内治，外者外治，内治外治并列"的治疗原则。由于小孩慢性鼻炎发病部位在鼻黏膜，在内服中药的基础上，配合穴位按摩外治更能促进药物的吸收。内外同治，更有疗效。迎香是手阳明大肠经的腧穴，是治疗鼻疾的要穴，能宣

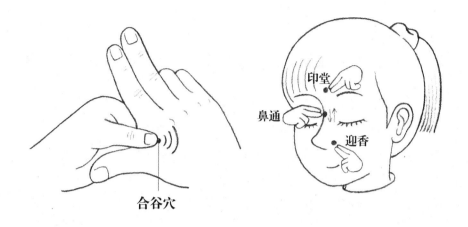

按摩四个穴位，赶走小孩鼻炎的痛苦。

肺、通利鼻窍。这个穴位于鼻唇沟内，与鼻腔的神经、血管有密切联系，刺激它能抑制和降低毛细血管壁和细胞的通透性，减少炎症渗出，抑制组织胺形成释放。此外，刺激该穴还能疏调手阳明经气，理气行血。鼻通穴又名上迎香，可清热散风，宣通鼻窍，是治疗鼻塞的有效穴位。对这两个穴位进行持久的按摩刺激，可通经活络，调整气机升降失衡，提高免疫力，达到消炎、收缩血管、通鼻窍的作用。

王女士听完我的方法，决定回去让乐乐试试。乐乐很乖巧，很快学会了穴位按摩法，每天都坚持按摩，半个月后，鼻炎就好转了。我嘱咐王女士，要注意孩子的饮食营养，少吃甜食及油腻食物，不要偏食，防止维生素A、B、C、E的缺乏。另外，平时要多监督孩子坚持按摩。王女士按我说的做，让孩子继续坚持，随访一年，孩子的鼻炎没再复发。

43. 喉咙痛不用药，冰糖草莓滋润就好

症状：小孩咽炎而引起的咽干、咽喉肿痛、声音嘶哑

偏方：取草莓适量，用盐水洗净，食用即可。也可以加入冰糖，适量清水，煮约15分钟后服用，一日两次。

玲玲是我们小区有名的"小百灵"，她不光唱歌好听，平时也很有礼貌，见人就打招呼，声音像百灵鸟似的，叫人听了就舒服。前两天我在小区里见到玲玲和她妈妈，我跟玲玲打招呼，但这次她却低着头，没有应我，她妈妈不好意思地告诉我，玲玲这几天嗓子不是很舒服，喉咙痛，所以都不肯跟别人说话了。

原来是这样，我劝玲玲妈妈别太在意，小孩子咽喉痛是常有的事，多喝水，多漱口，过几天就好了。玲玲妈妈告诉我，上个礼拜她带玲玲去看病，医生开了点消炎药给孩子，可玲玲吃完消炎药却整天觉得头晕晕的，于是她又带玲玲去看中医，但是玲玲吃中药只吃了一剂，就拉了好几次肚子，现在她都不知道该让孩子吃什么药才好了。我建议她不妨给孩子买点草莓吃，对治疗咽喉痛、声音嘶哑也非常有效。

草莓治咽痛？玲玲妈妈说她是第一次听说。我告诉她，草莓治咽痛这个偏方虽然比较少听见，但是比常见的喝凉茶、甘蔗水、蜂蜜水这些方法都更适合小朋友。本来咽喉炎如果没有导致高热、喉头水肿这些比较严重的症状，不用特别去吃药也可以，多喝水、多吃些维生素C丰富的食物，就能帮助消炎和防止病情进一步发展。草莓是维生素C含量相当高的水果，同时也含有多种营养元素和果

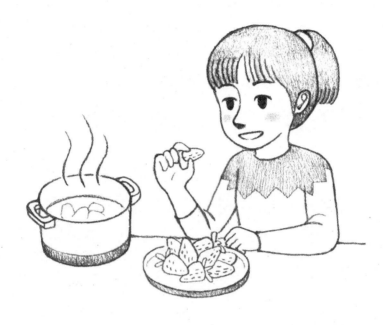

冰糖煮草莓可以治好小孩咽喉痛。

胶，对肠胃也非常有益。因此用草莓来治疗儿童咽喉痛，既能帮助炎症消除，又不怕损伤肠胃，口味也适合小朋友。

听我这么说，玲玲妈妈就打算买些草莓试试，过了三四天后，我又在小区里见到玲玲时，她马上就过来跟我打招呼，声音又甜又清脆，看来她的咽喉痛已经好了。

小孩咽喉痛、咽干是儿科临床最常见的症状之一，治疗小孩咽喉痛的方法有很多，除了常规的药物治疗外，各种的偏方更是五花八门，像五花茶、三丫苦、甘蔗水、蜂蜜等都是治疗咽喉炎常见的偏方，这些偏方多以寒凉的食物或中草药为主，起到降火的作用。

不过，在治疗小孩咽喉炎的时候，我和很多同事都不主张以寒凉性质的药物或食物来治疗，因为寒凉的药物或食物，一方面容易损伤儿童的脾胃，引起腹泻、呕吐、食欲不振；另一方面寒凉之物易伤肺气，往往就会出现"咽喉痛好了，咳嗽却来了"这种情况。

所以，在治疗咽喉炎的时候，我们都主张如果没有引起较严重的症状，也尽量不用抗生素，而采取多喝水，补充维生素C的"自然疗法"，这种方法的治疗速度虽然没有使用抗生素这么快，却是最适合人体的，不但安全无副作用，而且也锻炼了身体的抵抗力。

第六章

小孩皮肤老偏方，
全身上下都清爽

小孩的皮肤最娇嫩，出了小问题要特别注意。

皮肤是人体抵御外界病菌的第一道防线，皮肤功能受到破坏，就有可能给外界的病菌可乘之机，感染到体内。小孩子的皮肤很柔嫩，偏偏又容易过敏、感染、出问题。及时防治小孩的皮肤毛病，是杜绝感染的最好办法。

本章我专门针对小孩皮肤柔嫩的特点挑选了一些治皮肤病的经典老偏方，比较温和，不刺激皮肤，小孩也不会害怕，容易配合。相信使用后，一定不会让您失望。

44. 宝宝长痱子好心烦，桃叶煮水来洗澡

> **症状**：长痱子
>
> **很老很老的老偏方**：新鲜桃叶100克（干桃叶50克），水1000毫升，将水煎到还余一半的时候，可以用此水直接涂抹患处，或掺入洗澡水中洗澡。

夏天一到，许多父母就开始着急了。为什么呢？孩子喜欢长痱子。颈部、头部、胸背部，这些地方密密麻麻地往外冒红色的小丘疹，有的还会化脓，孩子不懂事，觉得痒就用手去抓，一旦感染更不得了。生了痱子，小孩痛痒心烦，父母更是闹心。

张小姐便是这样一个闹心的母亲。她的宝宝才两岁，白白胖胖的，分外讨喜。可是热天一到，宝宝的皮肤起初是发红，然后头部、额部开始长出针头大小的红色点点，然后胸部背部一齐来。宝宝又痒又痛，小孩子不太会表达，只会拼命地哭着用手去抓，这抓在孩子身上，痛在张小姐的心里。宝宝金水用过，痱子粉擦过，都起不到多大的作用。所以张小姐找到我，希望我能够帮助到她。

说到宝宝长痱子，我自己就有一个童年时亲身体验过的很有效的偏方。于是就告诉了张小姐。那就是新鲜桃叶100克（干桃叶50克），水1000毫升，将水煎到还余一半的时候，可以用此水直接涂抹患处，也可以掺入洗澡水中洗澡。

桃子甜美多汁，这大家都知道，可用桃叶对付这恼人的痱子，能有这功效吗？

我告诉张小姐，桃叶能治疗痱子，古时候人们就知道。《本

草再新》中记载桃叶的功效，第一点便是"发汗"。《本草纲目》中提到，桃叶的功能是"疗伤寒时气，风痹无汗，治头风，通大小便，止霍乱腹痛"。痱子是热天最多见的皮肤急性炎症，主要是由于汗孔堵塞引起的。宝宝皮肤细嫩，汗腺功能尚未发育完全，而热天环境高温，孩子本来就容易出汗，但是汗孔堵塞了，排不出去。这样汗腺导管内汗液储留后，因内压增高而发生破裂，汗液渗入周围组织引起刺激，于是自汗孔处发生痱子。

解决痱子的根本所在，就是要解决孩子的排汗问题。而且桃叶的"发汗"功能正是直接针对这一症状，做到一击中的。同时，现代药物学家研究发现，桃叶的成分中含有柚皮素，而柚皮素在临床上具有显著的抗炎作用。同时其成分中的丹宁，可使痱子迅速消散，并起到解毒消炎、止痛止痒的作用。这说明，不管是在过去，还是现代，用桃叶来治疗痱子，都是十分科学而且合乎医理的。

听了我这样说，张小姐放心多了。我告诉张小姐，这个偏方不仅有许多中国人在用，就连日本都还有用桃叶浴的传统。用桃叶来洗澡，不仅对痱子有效果，对带状疱疹等皮肤病都有一定的效果呢。当然，对于小孩子容易长痱子，除了知道偏方外，父母也应该注意孩子在热天时的清洁卫生，多给孩子洗澡，注意给孩子穿通爽透气且吸汗的衣服，食物中注意一定瓜果蔬菜的搭配，这样就能有效预防，不要总等到受罪了才去治。

45．小儿麻疹别慌张，快喝荸荠酒酿汤

> **症状**：小儿麻疹
>
> **很老很老的老偏方**：将100克酒酿与10个切片去皮的鲜荸荠加水少许，煮熟，连荸荠带汤汁吃完，每日两次。

十几天前，小区门卫张大爷的儿子带着孙子从乡下过来看望张大爷。小孙子四岁，见人就打招呼，十分讨人喜欢。不料这几天不知道怎么回事，发高烧，咳嗽，流鼻涕。张大爷带着小孙子去小区边的诊所看过医生，打了针吃了药，却没有什么效果，反而烧得更厉害了。张大爷知道我是医生，急急忙忙地带着小家伙找到我。

小家伙无精打采，躺在张大爷怀里，双目有些发红，两眼泪汪汪，不愿意睁开。仔细看，小家伙的脸上、颈部稀稀落落地长了些小疹子。我将他的嘴巴轻轻张开，口腔黏膜上有些针尖大小的白色小点，小点周围有红晕。再解开上衣看，胸背部也有少量的疹子。

我明白了小家伙这是得了小儿麻疹，这是到了出疹期。我教了张大爷一个方子，很简单，就是用100克酒酿加10个切片去皮的鲜荸荠加水少许，煮熟，连荸荠带汤汁吃完，每日两次即可。

听我说法，张大爷脸上露出疑惑的神色，荸荠和酒酿，都是平常的食物，也很便宜，这么简单就能治好孙子的病？不过，张大爷回家后，还是按照我所说的方法给孙子做了酒酿荸荠吃，一心指望着真能有效。结果当天，小家伙脸上和胸上的麻疹长得更多了。张大爷吓坏了，想着是不是什么地方没做对，又急忙找到我，我让他放心，第二天再说。到了第二天，他孙子的烧也退了，身上的皮疹

也显著减少，小家伙的情况好了很多。

小儿麻疹主要是因为麻疹病毒引起的，麻疹病毒在现代医学上暂无特效抗病毒药物，主要根据麻疹的不同程度，用透疹、清热、解毒等治法，使疹毒外透来减轻临床症状，减少并发症的发生。

荸荠酒酿治小儿麻疹这个方出自《良方集要》："荸荠捣汁，和白酒酿炖温服之"，是相当符合医理的。酒酿，又名甜酒酿，味甘辛性温，功用性善宣透，用以佐药，发痘疹，托疮毒，活血行经，散结消肿。而荸荠性寒，有良好的清热泻火、生津止渴、凉血解毒、利尿通便、化湿祛痰等功效。两者结合起来，确实能够催发生疹，从而达到热毒外透的功效。

从现代医学的角度来分析，酒酿的主要成分含糖，有机酸，乙醇，维生素B_1、B_2。这些成分能够有效提高患病小孩的免疫力和抵抗力，同时荸荠中含有比较丰富的磷，可以促进体内糖、脂肪、蛋白质三大物质的代谢，调节酸碱平衡，很适于小孩食用。另外，近年医学研究发现荸荠中含有一种抗病毒物质，可以抑制流脑、流感病毒，平时没病时，吃荸荠对人体也是十分有益的。

因为麻疹疫苗的出现，现在比较少出现小儿麻疹的情况了，少数地区由于预防工作不够健全，仍有局部流行。一般来说，孩子出生八个月时，是麻疹疫苗初种的最佳时期，家长一定要注意及时带上小孩去医院接种预防。在必要的时候一定要及时就医，遵医嘱进行治疗。

46. 小孩冻疮好难受，抹抹大蒜能预防

症状：*冻疮*

老偏方：*独头蒜1个（紫衣效果更好），去衣捣烂后，放在太阳下面晒热，在易发冻疮部位反复揉擦，每天揉擦4~5次，连擦4~5天。*

老公的朋友陈先生是北方人，有一个儿子才五岁，白白胖胖，特别可爱，可是听陈先生说，小家伙一到冬天就特别容易烦躁发火。为什么啊？小家伙每年一到冬天，原本白嫩可爱的手指便像个红萝卜似的，红肿溃烂，长满了冻疮。陈先生原本以为搬家到了南方以后，情况会好一点，结果想不到还是一样，小家伙吃足了苦头。陈夫人更是想尽办法，厚手套啊，白萝卜擦啊，都无济于事。这冻疮还是外甥打灯笼——照旧。眼看冬天就要到了，陈先生找到我，请求我无论如何，也要找到解决他儿子冻疮的办法。

我对他说，要是早来问我，小孩也不至于受这么多罪。治疗这种年年复发的冻疮，我确实有一个很有效的方法，那就是独头蒜1个（紫衣效果更好），去衣捣烂后放在太阳下面晒热，在易发冻疮部位反复揉擦，每天揉擦4~5次，连擦4~5天。

这么简单？陈先生有些不相信，要知道，他之前可是用过很贵的药的，小孩患病，大人难受啊。

冻疮是因为人在冬天寒冷和潮湿的情况下，受冻后毛细血管被损坏，造成血管瘀血，血浆渗出，引起局部水肿、水泡形成，造成组织坏死的结果。所以治疗冻疮最根本的方法，在于加强易生冻疮

部位的血液循环能力。

其实，很久以前人们就发现了大蒜对健康的帮助。《本草纲目》中就说明，大蒜具有散瘀消肿、祛风邪、杀毒气、去风湿、健脾胃等多种功效。

散瘀消肿、去风湿，就是指大蒜对于活血化瘀、去湿消寒方面的功效。现代科学对大蒜功能的研究更证明了这一点，大蒜能够抑制动脉硬化，扩张血管，促进血液循环，降低血小板浓度。这一功能针对冻疮成因中的血管瘀血，能起到疏导的作用，同时也能有效保障那些受冻后的毛细血管供血，从源头上解决了生冻疮的问题。

大蒜富含硒元素，硒元素是某种过氧化酶的主要成分，其抗氧化能力比维生素E还高500倍，对人体细胞膜有防护作用，能减少在受冻情况下，毛细血管的损伤。同时大蒜内含有的大蒜素已经被现代医学证明，其可以明显增强人体细胞的免疫功能，大蒜中的含硫化合物具有较强的抗菌消炎作用，对多种细菌、真菌都有抑制和杀灭的作用。这样即便是生了冻疮之后破裂溃烂的伤口，经过大蒜泥的处理之后，也能形成保护膜，有效防止伤口感染。

听了我的详细介绍，陈先生说他真是大开眼界了，大蒜这么强大，自己平时真是小看它了，回去后一定马上试试这个良方。我告诉他，用蒜泥揉擦受冻的地方时，有时候会发红发痒，都是正常现象，有的甚至会长出小水泡，用消毒针挑破水泡即可。

不管是什么病，已经得了再去治，总是亡羊补牢的办法，如果能有效地预防，当然是最好了。冻疮虽说不是大病，但是得了也很麻烦，小孩子得这个更是痛苦，日常生活中加以防范是非常必要的。天冷的时候要注意防寒保暖，外出戴手套，天气特别冷的时候可以使用口罩、防风耳套等。一定要保证脚穿得暖和，穿厚袜子，但不宜过紧，过紧会影响血液循环。用冷热水交替洗脸，改善面部血液循环，增加耐寒能力，对防止冻疮都有很大作用。

回到这里，您可能想继续问我，这个偏方对于朋友的孩子到底有没有效果呢？我可以明确地说，这个孩子后来仍然生过冻疮，这跟他的体质、皮肤特点及生活环境都有关，但再没有像以前那样厉害，每次稍有苗头，就被大蒜疗法给遏制住了。

47. 夏天最怕蚊子咬，止痒只需用肥皂

症状：蚊虫叮咬后，出现红肿，痛痒难当

偏方：

①被蚊虫叮咬过后，用普通肥皂蘸水在叮咬处轻轻涂抹，可以迅速消除痛痒，消除红肿。

②用小药瓶装上适量医用酒精，泡入几粒丁香。两三天后酒精变黄，用棉球蘸药液擦被咬处，消炎止痒。

邻居郑大妈在傍晚的时候，就喜欢带着孙子在小区的林荫道上散散步，和张三李四聊聊天，各家的小孩子们扎堆玩，你追我赶，到该回家的时候还老大不愿意。每次回来，孙子的胳膊腿上总是被蚊虫叮咬出很多包，玩的时候不觉得，消停下来才觉得又痛又痒。

郑大妈想给孩子涂点儿驱蚊水，可孩子妈说驱蚊水有一定的毒性，不能大面积涂抹，可涂得少了根本不管用。被蚊子咬了之后，郑大妈想给孩子涂点儿驱风油，孩子妈又说了，这里面有樟脑什么的，孩子不能用，说明书上都写着儿童慎用。

这小孩的皮肤和大人不一样，大人被叮后，即便不去理它，过不久也会消下去，小孩皮肤嫩，加上又喜欢去挠，蚊子叮出来的包往往又红又肿，一个星期都不见得下去。挠烂之后，又容易感染，大夏天出一身汗，却不能洗澡，全家人都愁。

孩子妈妈看到小孩被叮咬，难免唠叨几句，意思是别总带着孩子出去了，在家里待着安全。郑大妈晚上在小区遇到我，就向我求助，希望我能够给她一个良方。

　　我告诉郑大妈，对付蚊虫叮咬，有一些很简单的法子，其一就是用普通的肥皂蘸水在伤口处轻轻涂抹，可以迅速消除痛痒，消除红肿。

　　不会这么简单吧？郑大妈简直不敢相信，认为我是说笑的。我告诉她用肥皂涂抹去痛止痒是有一定的科学依据的。现代科学证明，人体血液是处在一个酸碱平衡的状态中的，而且偏弱碱性，而蚊虫叮咬人的时候，会先向人体皮肤注入一定数量的蚊酸。蚊酸能够防止血液凝固，其中含有蛋白质，能够在人体局部破坏人体血液的酸碱平衡，从而改变血液的黏稠度，破坏血液在人体局部位置的微循环，就引起了人体自身的免疫反应。有的人反应强烈，被蚊虫叮咬后，会红肿起包，并且感觉痛痒，就是因为这个。

　　家庭日用的肥皂一般都是碱性的，其成分中含有一种高级脂肪酸的钠盐，钠盐水解后显碱性，在蚊虫叮咬处涂点儿肥皂，就是把肥皂的碱性和蚊虫释放出来的酸性中和，迅速恢复人体的酸碱平衡，达到消肿、止痛、除痒的效果。

　　郑大妈犹豫了一下，告诉我说，孩子妈妈肯定会说涂抹肥皂不能冲掉太麻烦，问我还能不能有别的办法。我说没关系，如果这个方法行不通，我们还可以用其他方案：用小药瓶装上适量医用酒精，泡入几粒丁香。两三天后酒精变黄，用棉球蘸擦被咬处，消炎止痒。这个方法很多人都试过，效果确实很好，可以放心使用。

　　郑大妈听了我的方法后，高兴地离开了。在后来的日子，经常看见郑大妈带着自己的孙子笑容满面地在小区散步。不用说，蚊虫问题已经被她解决了。

48．小孩腮腺炎脸蛋肿，仙人掌外敷能治好

症状：流行性腮腺炎（痄腮）

偏方：

①鲜仙人掌15克去刺捣烂，与青黛3克混匀，据肿胀大小均匀摊于适当大小的纱布上，覆盖于腮腺肿胀部位，每日换2～3次。一般敷两三天可消肿，效果不明显的可敷5天。

②金银花黄芩汤：取金银花15克，黄芩6克，赤小豆、绿豆各30克，加水适量，同煎煮取汁，加入少许白糖即可。每天一剂，分两次服用。

　　去年春天，廖女士忽然打电话给我，说孩子发烧了，问我该怎么办。廖女士是我门诊的老患者，她有个女儿叫琦琦，刚上小学。我问她孩子是不是高烧，有多久，她说不到39℃，有半天时间，暂时看不到其他症状。发烧的原因太多，一时无法判断，我叫她方便的时候带小孩过来让我看看。

　　第二天一早，廖女士带着孩子过来了。检查时，发现小孩老是摸腮帮子，我问她怎么了，孩子说这里又疼又痒，感觉里面像有东西要蹦出来，难受极了。我用手摸了一下，耳下的腮部略有肿胀，凭我的临床经验可以断定，这不是普通的感冒发烧，而是流行性腮腺炎。

　　廖女士纳闷，小孩好端端的怎么会得这个病？我告诉她，流行性腮腺炎俗称痄腮，是由细菌或病毒引起的急性传染病，孩子很可能接触过腮腺炎患者。果然，询问之下才知道，琦琦的一个小伙伴也得了腮腺炎，一开始，琦琦看到小伙伴脸上肿肿的，还笑话她冬

瓜脸，没想到不久自己就被她传染了。

听说了事情的原委，廖女士已经无心教训女儿了，现在要做的是怎么给她女儿治病。我叫廖女士别担心，痄腮是儿科常见的流行性传染病，许多学龄前及学龄儿童都好发这个病。先给孩子查一下，看看到底是什么引起感染的。经过检查后，白细胞没有涨高，属于病毒性感染。

如果是细菌感染，用抗生素做短期治疗是可以的。若是病毒性感染，我有一个现成的好方子，就是用仙人掌来治。我小时候就得过这个病，当时父母用一些仙人掌去刺捣碎，平摊在方纱上，外敷在我的腮部，每日换2～3次，敷两三天就消肿了。

此后遇到这个问题，我也会介绍患者用仙人掌外敷，不过与上面的方法又有点不同，具体做法是：取鲜仙人掌15克去刺捣烂，与青黛3克混匀，据肿胀大小均匀摊于适当大小纱布上，覆盖于腮腺肿胀部位，每日换2～3次，一般2～3天就可消肿，效果不明显的可以敷5天。

廖女士听了我的话，立马要回去给女儿敷脸。我让她别急，除了敷脸，再加一个内服的方子，两个一起治，效果更有保证。取金银花15克，黄芩6克，赤小豆、绿豆各30克，加水适量，同煎煮取汁，加入少许白糖即可。每天一剂，分两次服用。

我还嘱咐她，让孩子多休息，多喝温开水，吃一些富有营养、易于消化的半流食或软食，如稀饭、面片汤、蔬菜汁、鲜果汁等，不要吃酸味、辛辣、甜味及干硬的食物，以免加重腮腺的肿痛。廖女士回去后又是熬汤又是敷药，才一天半，她女儿的体温就降了下来，腮腺肿也逐渐减轻了。她继续给女儿按方治疗，第三天，腮腺肿就完全消掉了。

流行性腮腺炎属中医"痄腮""发颐""温毒"等范畴，是由腮腺炎病毒经呼吸道感染而致病的，一年四季均可发病，但冬春季节发病较多。许多小孩都患过这个病，患病孩子大都出现发烧、耳根下红肿、疼痛等症状，严重者甚至并发脑膜炎、心肌炎、胰腺炎、喉炎、睾丸炎等。中医治疗腮腺炎有独特的优势，一些具有清热解毒、消肿散结中药，如板蓝根、金银花、鱼腥草等，配伍使用，对防治此病效果较为理想。上面介绍的银花黄芩汤就有治疗腮腺炎的功效。据药理研究，金银花抗菌作用广泛，对金黄色葡萄球菌、白色葡萄球菌、伤寒杆菌、结核杆菌、肺炎双球菌等多种病菌均有抑制作用。黄芩清虚上行，能苦寒清燥、泻火解毒。

至于外敷用药，也同等重要。临床治疗证明，用仙人掌外敷治疗腮腺炎，具有很好的疗效，可大大加速病情的好转。根据《中草药大辞典》记载，仙人掌性寒味苦，入心、肺、胃三经，具有行气活血、清热解毒等功效，可使血液循环增快，改善微循环。国内研究证实，仙人掌能抑制炎症过程中血管通透性增加和减轻水肿。因此，临床上常用仙人掌捣烂外敷治疗腮腺炎、早期乳腺炎。

仙人掌单独用治疗腮腺炎固然有疗效，但加入青黛效果更佳。青黛味咸，性寒，归肝、肺、胃三经，具有清热解毒、凉血消斑、清肝泻火、定惊等功效。《开宝本草》曰："治小儿诸热，惊痫发热，天行头疼寒热……磨敷热疮恶肿。"现代药理研究显示，青黛对多种病毒及致病菌有抑制作用。仙人掌、青黛外敷具有清热解毒，软坚散结的功效，对常规抗病毒治疗效果不明显者，外敷消肿效果良好，优于单纯西药抗病毒治疗，且能明显缩短病程，值得推广应用。

不过有一点需要特别注意，腮腺炎一般分为病毒性腮腺炎（即流行性腮腺炎）和化脓性腮腺炎两种。化脓性腮腺炎一年四季均可发生，无规律性，可发生于任何年龄，而流腮以冬春季为发病高峰季节，儿童发病率高。曾有人用仙人掌治疗腮腺炎效果不佳，经检查发现他得的是化脓性腮腺炎。仙人掌对化脓性腮腺炎效果不好，而对病毒性腮腺炎的效果比较好。如果不对症用药，效果肯定差异明显。所以，一定要弄清楚小孩患的是哪种腮腺炎再行治疗。

49. 口角炎小孩烂嘴巴，煮点花椒水外擦

> **症状**：婴幼儿口角炎
>
> **老偏方**：花椒少许，水煮5分钟左右，以棉签蘸花椒水，涂在嘴角炎患处，一天2～3次，涂2～3天。家长可先自己涂一点，如只有轻微的麻痹感，可直接涂在孩子的嘴角，如嘴唇感觉明显刺激则需降低药液浓度。

刚入冬不久，科室的几个小护士就在讨论皮肤干燥，怎么保湿的问题了，刚来科室实习的小方也好像很有兴趣，向她们打听嘴唇干裂用哪个牌子的润唇膏好，护士们一听，就开玩笑地问他怎么一个大男人也这么关心润唇膏，是不是最近谈恋爱了。方医生连忙解释说，姐姐的孩子刚满一岁，最近经常嘴唇干燥脱皮，这几天还发现孩子有点"烂嘴角"了，连饭都不能好好吃。他给孩子弄了点维生素B_2吃，每天也涂了润唇膏，但不见好转。他担心孩子的嘴角一直不好，继续开裂的话就麻烦了，姐姐还笑他自己是医生都治不好这个。

我听了之后对他说，孩子应该是细菌感染引起的口角炎吧，这要用消炎抑菌的药物才行。方医生说他也觉得是感染性的口角炎，但一想到给孩子用药就犯愁了，吃消炎药吧，对小孩子的肠胃不太好，涂药水吧，小孩又怕痛，而且也怕药水被孩子吃进嘴里。我想起一个治烂嘴角的偏方，就跟他说，可以拿一些花椒煮水后擦嘴角，一般涂两三天左右就好了。

方医生瞪大了眼，他担心花椒水会辣到孩子，我给他解释说，

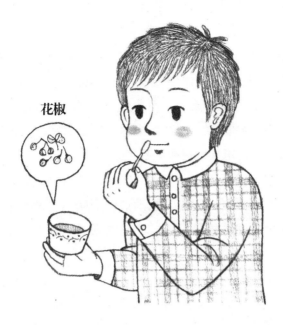

煮好的花椒水涂抹在嘴角炎患处，有消炎止痛的作用。

花椒不比辣椒，它的味道主要是麻，如果嘴角皲裂不是很严重的话，痛觉也不明显，涂花椒水是可以接受的。而且更重要的是，花椒是一种天然的抑菌药物，对引起感染性口角炎的金黄色葡萄糖菌等具有抑菌作用，花椒也能起到麻醉的作用，使痛觉变得不明显，缓解口角炎的痛感。

听完我的解释后，方医生说他回去试一下，几天后，他跟我说，孩子的嘴角已经好得差不多了，刚给孩子涂上花椒水的时候虽然有一点刺激，不过第二次涂的时候孩子已经能接受了。

花椒水治口角炎这个老偏方是以前一位亲戚告诉我的，临床应用的资料虽然还比较少，但花椒的抑菌、杀虫等药用价值已经得到验证，花椒对常见的金黄色葡萄糖菌、肺炎双球菌、溶血性链球菌等革兰氏阳性菌，以及痢疾杆菌、大肠杆菌、霍乱弧菌等肠道内致病菌都有明显的抑制作用，因此花椒也常用来治疗胃肠道感染。

秋冬时节，很多人都会有嘴唇干燥、脱皮的情况，有些人还会出现嘴角皲裂、脱痂，俗称烂嘴角的口角炎，这种口角炎和一般的嘴唇干燥脱皮不同，是由于缺乏维生素B_2或细菌、真菌感染引起的，因此一般的润唇膏并不能治疗口角炎，需要补充维生素B_2或用能够抑菌、杀菌的药物来治疗。而一般我们常见的消毒药水、药膏等大部分都不能接触口腔，因此花椒这样既能抑菌，又能接触口腔的东西，就比较适合用来治疗口角炎了。

在使用花椒给孩子治病或做菜的时候，还有一点要注意的就是不要大量、长时间食用。因为经医学试验证明，大量食用花椒可能会促进有关生殖的腺体提早发育。小孩如果经常食用花椒，有可能导致性早熟。

第七章

小孩救急老偏方，
关键时刻不用慌

小孩遇到紧急情况千万别慌，许多实用老偏方都能救急。

小孩不仅抵抗力差容易生病，还因为好动、不注意保护自己容易受伤。大人少不了为小孩操心，就怕遇到什么紧急情况不知道怎么办好。

大人一方面不能慌乱，要冷静观察，及时就医；同时用一些经过证实的偏方来救急，也是很不错的。这里特别选择了一些简单容易的特效老偏方，若真是遇到了突发事件，希望能够及时都上忙。

50. 小孩流鼻血别慌，吹吹耳朵就能好

> **症状**：鼻子因为碰撞、干燥或其他原因导致的鼻出血
>
> **老偏方**：将患者的耳朵稍稍撑开，对准耳道缓缓地吹一口气，重复吹气2～3次即可止血。一般左鼻出血就吹右边，右鼻出血就吹左边，或两边耳朵都吹。

小孩流鼻血的时候最常见的处理方法，就是用纸巾或棉花塞住鼻子，然后在额头上冷敷，不过有时候如果手边没有这些材料，要怎样徒手止住鼻血呢？有几个老偏方就有这种"神奇"的功效。

实习时我曾和同学去农村拜访一位老医生，这位老前辈在农村基层工作了一辈子，积累了不少经验，我和同学都想去学习一下。去到他家时，刚好有个小孩因为摔了一跤，手臂擦伤，来找他处理。老医生正忙着给别的病人针灸呢，我就替那个孩子处理了一下伤口，看到他还不停地流鼻血，我就问老医生有没有冰块，想给他冷敷一下来止血。老前辈笑了，说农村除了冬天，冰块还真不容易找，不过治这个也用不着。

他一边给他的病人针灸，一边让小孩坐下，把头向前伸，然后用手指撑开小孩的耳朵，慢慢往耳道内吹气。我在旁边看呆了，不知道他到底在干什么。给小孩的耳道吹气时，他因为痒，脖子忍不住缩了几下。吹完气后，我看见小孩的鼻血已经止住了，老医生让他在一边静坐，自己又去忙活了。过了一会儿，看看鼻血没再流，那小孩就自己走了。

这到底是什么原理呢？我问老医生，他却不告诉我，让我自己

回去想，说这个道理并不难。我回去后查了不少资料，有些医学文献也记载过这种止鼻血的偏方，而且经过临床验证，有不少病例都能迅速止血。但吹耳朵和止鼻血有什么关系呢？

一般来说，儿童流鼻血的原因大多是意外碰撞，或者因为天气干燥、炎症、上火等原因，导致鼻黏膜的微细血管受损而出血。常用的冷敷、堵塞、捏鼻梁的方法是使鼻黏膜的微细血管收缩、压迫血管，达到止血的目的。而耳道内有什么东西是和鼻子的毛细血管有关联呢？

我想到了耳道的内耳神经，当时老医生给小孩的耳朵吹气时，他因为觉得痒就缩了缩脖子，这种下意识的反应在很多人身上都会有，当耳道的内耳神经受到气流的刺激时，就会引起其他神经的收缩和反应，从而出现一些反射现象，例如缩脖子就是脖子周围的肌肉出现反射性收缩。那么鼻腔内的神经，可能也在内耳神经受到刺激时出现了反应，引起鼻腔内的血管收缩，起到止血的效果。

老医生不告诉我们，并不是怕泄漏了什么要紧的秘方，而是想让实习的学生们自己动脑，这样得来的知识才可能更深刻。

小孩出现流鼻血的情况时，家庭的应急处理是先让孩子坐好，头向前倾，注意不要仰头，这样容易使鼻血倒流进鼻腔、口腔，年纪小的孩子可能会因此呛到。家长可以捏住小孩的鼻梁，用冰袋、冷毛巾等冰敷额头，使血管收缩。如果是在户外或一时没有这些材料，也可以采用这种吹耳朵的方法。鼻血止住后，要告诉孩子不要去抠鼻子内的血块，如果采取应急方法后仍不能止住鼻血时，就应尽快送院治疗了。

51. 高热惊厥先莫慌，赶紧掐指甲根救急

> **症状**：发热导致的全身抽搐
>
> **老偏方**：以指甲按压小孩中指的指甲根下方，即可退热解痉。

小孩发高烧的时候，有时候会出现全身抽搐、肌肉紧张、牙关紧闭的惊厥现象，看着就让人非常揪心，很多家长都不知道这时应该要怎么处理，只能干着急，但其实遇到这种情况，使用一些简单的老偏方往往有意想不到的奇效。

记得刚参加工作不久，有一天轮到我去急诊值夜班，一个小孩因为发高烧送过来，不久后出现了全身抽搐、牙关紧闭的情况。小孩的家长很紧张，我也急急忙忙地去准备退热解痉的药物，没想到回来时，小孩的抽搐已经好了，原来是急诊科的护士给小孩进行了处理，而她使用的方法只是掐了下小孩的中指指甲根。护士告诉我，这是她老家治疗小孩急惊风的土方法，但是非常有效，一掐一个准。

我后来去查阅相关的书籍，发现这种掐按手指周围的穴位治疗小儿高热惊厥的方法还有好多，例如按中指指尖的中冲穴、十宣、四缝穴等。在中医上来说，这些穴位具有清热泻火、开窍豁痰、平风定惊的作用，除了治疗高热惊厥，也可用于治疗昏迷、中风、中暑的症状。

小孩高热惊厥，俗称为"急惊风"，中医认为热盛生痰、痰盛生风，小孩因为感受外邪，入里化热，热极生风，扰乱心神，从而

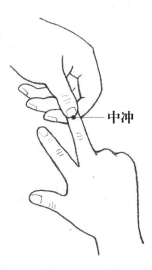

中冲

小孩发高烧惊厥不要着急，赶快按压中指指甲根救急。

出现惊厥抽搐的现象，因此治疗小孩惊厥，按压或针刺指甲根、中冲穴、十宣穴、四缝穴这些地方，就是取其清热豁痰、定惊熄风的作用。

而从现代医学来看，高热惊厥的病因是由于体温上升，刺激到中枢神经，使大脑运动神经元释放异常的信息，导致全身肌肉紧张痉挛。掐按中指指甲根部这个老偏方，原理就是通过刺激手指上丰富敏感的神经，使强烈的痛感迅速传递到中枢神经，大脑的中枢神经为了镇痛，就会发出信号，使肌肉松弛，因此就能缓解高热惊厥引起的肌肉紧张和痉挛。

小孩高热惊厥出现全身紧张抽搐时，很容易咬到舌头，同时因为神经元细胞兴奋，容易导致脑部损伤，所以这时应采取一些急救措施。先让小孩平躺，将头向后放，以防咬到舌头，同时采取降温、解痉的措施，当症状缓解后，可继续采取降温、抗感染的治疗方法。

高热惊厥引起的抽搐、抽筋，可以用以上的方法来缓解，平时小孩如果因为运动过量、疲劳过度、缺钙、血液循环不畅，引起了腿抽筋等症状，则可以用另外一个简单的办法来处理，就是马上站在地上，脚底全部平贴地面，尽力保持几分钟。一般来说，一两分钟就会消除抽筋的症状。

腿抽筋的原因其实就是腿部肌肉痉挛收缩，当肌肉受到寒冷刺激、剧烈运动、疲劳过度、缺钙、血液循环不畅时就会引起腿部肌肉强烈收缩，导致出现抽筋的现象。双脚贴地站立的方法，其作用原理就是拉伸肌肉，缓解收缩，就如同弹簧向中间收缩时，我们在两端用力将其打开一样。人的肌肉比弹簧柔韧多了，这样做是非常简便有效的。

52. 小孩磕碰伤，两招就搞定

> **症状**：程度较轻的急性软组织挫伤
>
> **偏方**：
>
> ①用手指或者手掌压迫受损部位1分钟，压迫的面积要大于受损面积。当出现皮损情况时，压迫距伤口5毫米的两个远端。
>
> ②取一个中号保鲜袋，装入水和冰块，水和冰的比重大致按2:1。注意在离开水面一段距离处扎紧袋口，外面再加一个保鲜袋扎好，于挫伤部位冷敷，不要超过30分钟。取下冰袋后间隔5分钟，替换另一冰袋。

几个月前，一个幼儿园的老师找到我，希望我能够教她一些紧急处理小朋友磕碰摔伤后，软组织挫伤的办法。因为幼儿园的小朋友比较多，大家在一起玩，做游戏或者追打或者不小心时，难免会摔到碰到，小孩子的肌肤又特别娇嫩，很容易一下子就青一块紫一块。孩子们的家长看到心痛不说，老师们自己看到也很难过，觉得自己的工作没做好。

于是我问她之前这种情况是怎么处理的，她告诉我，都是用"揉揉包散"的方法，一边安慰小朋友，一边帮他们揉揉，将可能出现的青紫包块揉散。有时候有效果，有时候反而越揉青紫的地方越大。

是的，这种"揉揉包散"的方法，很多家长在孩子摔到碰到的时候都会用，但效果往往事与愿违，这是因为在小孩子们摔到碰到时，造成了一定程度的软组织挫伤，出现青紫块，实际上是他们的皮下小血管破裂，出现的瘀血、水肿。而这种有一定力度的揉包，一方面会因为摩擦使皮肤受热，血管扩张，反而加大了其出血量，使肿块加大；另一方面，揉擦时不同部位受到的外力挤压，又会把血管中的血液压迫出血管，使症状加重。

我向她说明这种方法的错误原因后，告诉她正确的方法应该是压迫和冰敷。遇到程度较轻的软组织挫伤（如皮肤、皮下组织挫伤）时，可以用压迫法。这种方法简单易行，非专业人员也容易掌握，效果很好。那就是当小朋友受伤后，立即用手指或者手掌压迫其受损部位一分钟，压迫的面积要大于受伤面积。而如果出现了皮肤破损时，就压迫距伤口5毫米的两个远端，不要移动位置，使血管断端马上闭合。这样可以避免渗出的血管内容物对神经末梢的刺激，从而减轻疼痛，又能直接减少出血，加快止血，预防皮下出现瘀血、水肿的情况。

在使用压迫法时，如果手上沾些冷水效果会更好。当然这种压迫法应该在发现幼儿摔伤碰伤时立即使用，如果等到血液已渗出血管外，效果就没有那么好了。如果这个时候有外伤，还应该用创可贴或者云南白药药粉另行处理。

老师听了有些高兴，又有些担心，因为小朋友发生情况时，很难保证老师都在现场，尤其是一些小磕碰，小朋友自己也不叫，发现的时候，身上往往已经青紫了，这个时候压迫法既然不管用，那什么办法会比较好呢？

我笑着告诉她，如果是在磕碰发生24小时之内，就可以用冰袋来冷敷处理了。幼儿园小孩子磕碰的情况比较普遍，平时准备些冰袋是非常有必要的。万一没有，也可以立即用保鲜袋来替代。说实话，我自己在家都是用保鲜袋来自制冰袋，效果比大多数市售的冰袋还要好。方法如下：取一个中号保鲜袋，装入水和冰块，水和冰的比重大致按2:1。注意在离开水面一段距离处扎紧袋口，外面再加一个保鲜袋扎好，于挫伤部位冷敷，不要超过30分钟。取下冰袋后间隔5分钟，替换另一冰袋。另外需注意，为避免刺激皮肤，最好用毛巾或布将冰袋包起来敷在挫伤部位。

这种方法很实用也很方便，可以说得上是压迫法的升级版了。因为临床实验发现，冰敷可以使软组织受挫伤面快速降温，从而使毛细血管收缩，减轻了受伤部位的充血、出血。同时，较低的温度，可以抑制细胞活动，使神经末梢敏感性降低，从而减轻伤者的疼痛，还可以使毛细血管收缩，解除压迫而止痛，低温还可以降低细菌的活动能力和抑制细胞代谢，从而制止炎症化脓和扩散。但如果出现青紫24小时后，那就需要用温水热敷患处以促进局部血液循环而使瘀血消散了。

学到这两招之后，老师的神情显得轻松多了，如果能及时处理好孩子们的伤痛，即便家长有怨气，也不会生太大的气了。我告诉她，压迫法也好，冰敷法也好，最好的方法当然是细致、认真地关心小朋友的日常生活，防止他们受伤。

大约一个月后，老师给我打了电话，告诉我她成功地活学活用，用压迫法处了一个从椅子上滑倒在地上的小朋友的伤情，很成功。电话中，她的语气很开心，也很得意。

53. 有了白酒鸡蛋清，小孩烫伤不用慌

> **症状**：小面积烫伤，I 度或 II 度烧烫伤
>
> **老偏方**：取鸡蛋 1~2 只，用清水冲洗干净后，放在 75%
> 的酒精中浸泡 10 分钟，如没有酒精，也可用白酒或碘酒代
> 替，浸泡时间延长至 20 分钟。用消毒过的筷子在鸡蛋一端敲
> 出一个小孔，让流出的鸡蛋清装在清洁消毒过的容器内，加
> 入一些消炎抗菌药物，混匀后以棉球涂擦在皮肤创面处。

春节时我回乡下探亲，农村里的过节气氛就是比城市浓厚，同村的几个小孩子在院子里玩着各种各样的鞭炮、烟花，我们大人则围坐在火盆边吃点心，聊家常，有时还喝上一些自家酿的白酒，虽然是寒冷的冬夜，但心里却感到非常安详和暖和。

也许真是乐极生悲吧，当我还沉浸在快乐的气氛中时，忽然听到院子里传来一阵哭声，原来是其中一个孩子在玩花炮时被火花烫到了手。大人们把他带到屋里，我一看他的手背、手指有好几处都发红，很快起了水泡，于是赶紧打了盆水让他把手先泡在水里。有个亲戚拿来两只土鸡蛋，准备给小孩用鸡蛋液涂手，我连忙对他说，先别急，鸡蛋要先洗干净，再放在白酒里泡一下才能用。他有点不明白，因为平常他们烫伤都是直接拿蛋清涂上的，我便告诉他，烫伤用鸡蛋清来涂是不错，但如果先用白酒泡过，治烫伤的效果就会更好。

在鸡蛋泡着的时候，我又拿开水烫了一双筷子和一只碗备用，大约 20 分钟后，将鸡蛋的蛋清倒进碗里。小孩的妈妈这时也过来

了，我的亲戚和她说了下小孩的情况，还有我在医院工作的事，于是她也比较放心让我处理。

亲戚家正好有一些庆大霉素胶囊，于是我在蛋清中又加了一点，混匀后，小孩的手也泡得差不多了，于是就用棉签给他手上烫伤的地方涂上蛋清液。很快，蛋清液就在手上结了一层蛋痂。我告诉小孩的妈妈，这些蛋清液回去后每隔两三个小时就可以给孩子涂一次，结了蛋痂后不用拿东西遮住伤口，但也要注意不碰水，大概涂个两三天就差不多了。到时可以用毛巾蘸点温水擦在蛋痂上，让蛋痂自己脱落，大概一个礼拜后就会脱落干净了。

小孩跟他妈妈回去后，这个小插曲也告一段落，我们又重新坐到火盆边聊天。一个亲戚开玩笑地说，怎么大医院的医生也用这种农村"土方法"来治病呢？我告诉他们，这个"土方法"可不简单，国内有些医学专家还专门研究过鸡蛋清的药用价值，里面的名堂多着呢。

的确，鸡蛋清治烫伤有很多好处，蛋清具有收敛的作用，结成的蛋痂可以成为皮肤的保护膜，防止感染，消肿并帮助皮肤愈合，而且温和不刺激，对小孩子细皮嫩肉的最适合了。不过鸡蛋清在使用的时候也要注意卫生，因为蛋壳和鸡蛋里面都有很多细菌，直接涂在伤口上面容易导致感染，有时不光治不了病，还会让伤口"雪上加霜"。所以最好就是先把鸡蛋泡在药用酒精或者白酒里一会儿，用的时候在蛋清液里再加一些消炎抗菌的药物，治疗的效果就更好了。

现在的孩子都是家里的心肝宝贝，特别是城市的孩子，一旦有个烫伤，家长都紧张得不得了，但其实治疗一般的皮肤烫伤，只要及时用冷水冲泡或冰块冷敷伤口，已经可以有效地降温和防止烫伤进一步加深，冷水泡十多分钟后，清洁烫伤皮肤，然后涂上烫伤药膏就可以了。如果一时没有药膏，也可以用鸡蛋清、浓糖浆来代替。有些家长会给孩子涂牙膏、生油、酱油等来治疗，但这些东西一来没有治疗烫伤的根据，二来含有很多添加剂和化学物品，并不适合小孩细嫩的皮肤。

　　这个烫伤的孩子过了两天又来亲戚家的院子里玩，我再看看他的手，没有任何感染的情况，已经差不多全好了。

54. 眼睛进了脏东西，干咳把它震出来

症状：眼睛进了异物

偏方：睁眼或用手撑开眼皮，咳嗽几下，可以将异物震出来。

星期天科室里组织大家去爬山，有几个同事把孩子也带上了，一路上听着孩子们的欢声笑语，连树枝上叽叽喳喳的小鸟也没他们活泼。我们一路说说笑笑地就走到了山顶，虽然一个个都热得满头大汗，但还好山风阵阵吹来，让人舒服多了。

一个同事的女儿因为山风吹了沙尘入眼，闹起了脾气，因为她妈妈不许她用手揉眼睛，但帮她吹眼吹了几次，也没能把那颗小沙子吹出来，还牢牢地"粘"在眼白上，小女孩急得直跺脚。有同事说用水冲一下吧，但我们带来的矿泉水都喝过了，怕不卫生。科室里有的是洗眼的设备，但出来玩谁会带这些呢？手边什么工具都没有，结果一下子也不知该怎么办才好。

最后还是我们的老主任经验比较多，他让小女孩睁大眼睛，然后身体稍微前倾，教她干咳几下，咳了两三下后，小女孩就感到好多了，主任再帮她检查了一下眼睛，确认那颗沙子已经被"咳"出来了。

我们都感到很惊奇，因为以前从没见过用这种方法来处理眼睛异物的，主任告诉我们，其实这个干咳的原理很简单，就是利用咳嗽引起身体内部的震动，将沙子震出来。眼睛里进了异物的时候，最有效的做法就是尽快将异物取出来，这样眼睛感到舒服了，也减

少了感染的机会。

我想到有时在单位的眼科，会看到一些病人因为眼外伤发炎来求诊，当中有不少就是眼睛进了异物，没有及时取出来而导致的。取出眼睛的异物有时比较麻烦，一般人首先想到的是吹眼睛、转动眼珠，或者干脆用手去揉，吹眼睛和转眼珠的办法，在异物粘得不太牢，本身比较细微轻巧的情况下，是有效的，用手揉则绝对不是好办法，就算侥幸揉出来，因为异物和眼球的摩擦，也容易损伤眼角膜，有时还会越揉越难取出来。

在医院里，常用的方法就是用生理盐水冲洗，用卫生棉签粘取，如果没有生理盐水的话，用眼药水、干净的水也可以，而如果身边都没有什么药物的话，用这种干咳法，又不用接触眼睛，又可以让异物离开眼睛，也是一个安全有效的好方法。

55. 小孩中暑要小心，快按穴位来缓解

症状：小孩中暑

偏方：

①先采取降温措施，然后按压合谷穴、中冲穴或人中。

②服用藿香正气水或涂抹清凉油，能预防小孩中暑。

盛夏时节，城市里是最热的地方，有条件的人，总是想去乡间或旅游区避暑，可惜这个时候也是医院最忙的时候。我特别羡慕我的高中同学小慧，她是一名小学老师，这个时候她正舒舒服服地"放暑假"呢。

不过小学老师也很辛苦，关键是操的心太大，尤其是班主任，班上几十个小孩子，要抓学习，安全也要保证。放假的时候，小慧的学校举办夏令营活动，她要带班上的学生去户外采集标本，想到天气比较热，她怕万一学生出现中暑就糟了，特地给我打来电话，问我有什么好方法可以治疗中暑，以防万一。

我想了想，觉得如果是户外出现中暑的话，用按压穴位的方法来进行急救，应该是最好的办法了。我告诉小慧，如果学生出现中暑，一般会有发热、头晕、恶心、呕吐、眼花、出冷汗这些症状，这时应先采取降温措施，将小孩带到阴凉的树荫底下，让他平躺着，可以用扇子降温，也可以用毛巾湿水擦额头、腋下、脖子、背部这些地方。在采取降温措施后，按压合谷穴、中冲穴或人中，进一步缓解中暑带来的症状。

一听我说到穴位，小慧头都大了，连忙问我有没有简单一点

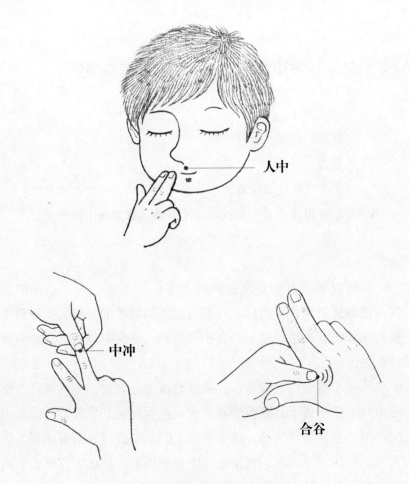

人中

中冲

合谷

按压三个穴位，缓解小孩中暑症状。

的方法。我告诉她这几个穴位都是很容易找到的，按压穴位可以不依靠药物和工具，在户外这种地方最适合了。合谷穴就是在手背的食指指骨和拇指指骨中间，握紧拳头时，凸起的地方就是合谷穴；而中冲穴就是在中指指尖，指甲下方的正中间，可以和合谷穴一齐用力按下去。这两个穴位都是有名的急救的穴位，对头晕、神志不清、恶心、呕吐、发热等症状能迅速缓解。

　　如果有出现昏迷不醒的状况，可以按压另一个万能的急救穴——人中，就是鼻唇沟的正中间，这个地方是人体最重要的三个穴位之一，按压的话会有强烈的痛感刺激，所以如果出现不省人事的情况，按压这个穴位大都会迅速清醒过来。

我们常说的中暑，其实就是人体在高温的情况下，中枢神经的调节功能出现异常，引起头晕、恶心、呕吐、昏迷等症状，如果不能及时急救，神经调节功能持续异常的话，有可能导致器官衰竭而对生命造成危害。因此中暑的急救原理，首要就是降温，使身体远离高温的环境，避免病情加重，中暑后人体得到及时的降温和休息，中枢神经的异常就会逐渐调整过来。

如果想让中暑的患者尽快恢复过来，或者降温后患者未清醒，就可以通过给予一些刺激，帮助中枢神经调节功能恢复。按压合谷、中冲、人中这些穴位，在中医上来讲，具有开窍醒脑、发散内热的作用，在现代科学来讲，这几个穴位所在的地方都是神经末梢丰富的部位，受到刺激后，能迅速强烈地反应到神经中枢，帮助中枢神经恢复，从而缓解身体的不适。

我又告诉小慧，如果不放心，可以随身带一些清凉油、藿香正气水，感觉特别热的时候，就及时用一些，中暑时也能派上用场。当然，预防更胜于治疗，在户外的时候，做好防晒准备，多喝水，早出门，中午11点到下午2点之间休息，不要进行剧烈运动，这样就能做到万无一失了。

56．野蜂飞舞怕蜇伤，用老偏方巧帮忙

> **症状**：蜂类蜇伤
>
> **偏方**：如果被马蜂蜇伤，可采集马齿苋捣烂后涂敷在伤口处，同时用新鲜马齿苋400克或干马齿苋200克煎水服用，每天三次；也可以用食醋涂覆在患处。如果是蜜蜂蜇伤，就涂肥皂水。

上个月一个同事带了一瓶蜂蜜来科室，说是亲戚的蜂场给的，我们尝过后，都觉得好吃得不得了，别的科室知道了，也经常过来拿蜂蜜，不用一个星期，两斤的蜂蜜就见底了。大家还觉得不够过瘾，于是就决定约个时间去蜂场"采蜜"。

到了去蜂场那天，我们五六个人跟着那个同事来到了他亲戚家，蜂场主见我们来了，十分热情地招呼我们，但因为他还有事要忙，于是就让他的孙子带我们去蜂场。他的孙子才10岁，长得可机灵了，去蜂场的路上，不时都有些蜜蜂围着我们转，虽然大家都戴着防护的帽子，但总有些害怕，倒是这个小家伙什么也不戴，却"淡定"得让我们大人都惭愧了。我们问他，怎么不怕蜜蜂蜇呢？他告诉我们，只要不喝酒，不吃葱蒜，蜜蜂其实轻易是不会蜇人的。万一被蜜蜂蜇了，回家用肥皂抹一抹就没事了。

走过一段坡地时，小家伙顺手拔了几棵"野草"给我们，说这里不光有蜜蜂，还有马蜂（又称黄蜂、胡蜂），要是被马蜂蜇了，用这个草捣烂涂上就没事了。我一看，这些"野草"是马齿苋，一种常见的草药。以前有听过用马齿苋来治湿疹的，没想到还能治好

蜂蜇。

同事告诉我们，这个小男孩去年给马蜂蜇过，脸都肿了，他爷爷就用马齿苋给他敷伤口和煎水喝，才一两天就好了。我感到很惊奇，因为马蜂可不像蜜蜂，它的蜂毒的毒素很强，常常会引起全身的过敏反应，但是用马齿苋居然可以这么轻易就治好。

从蜂场回去后，我找了一些相关的资料，发现有不少被马蜂蜇伤的病例都是用马齿苋治好的。马蜂的毒液呈碱性，马齿苋是酸性的野生植物，而且具有清热解毒、消肿散瘀、凉血止血的作用，新鲜马齿苋常用来治疗疔疮痈疽、虫咬蜂蜇等皮肤病症。从现代药理成分来讲，马齿苋含有的维生素A样物质，能维持皮肤和黏膜的生理功能，缓解蜂毒对皮肤的损害，帮助皮肤恢复，而且酸性的马齿苋汁液正好和马蜂毒的碱性中和，起到解毒的作用。

生活在城市里，虽然蜜蜂和马蜂比较少见，但如果去郊游什么的，还是有可能会被蜇到。有时候我见到一些小朋友在公园、郊外玩耍的时候，被蜜蜂蜇到，家长往往都不知道怎么办。其实蜜蜂的毒液是酸性的，这时就可以用一些肥皂水涂在伤口上；如果是马蜂，它们的毒液是碱性的，可以用食醋涂上。如果在野外被蜇，也可以采集马齿苋、蒲公英、野菊花捣烂涂敷在伤口上。马蜂、黄蜂的毒性较强，如果被多只马蜂或黄蜂蜇到，出现较严重的过敏反应，在进行简易的伤口处理后，还应尽快送医院治疗。

57. 食物中毒闹肚子，甘草煎水解百毒

症状：食物中毒或饮食不洁造成的腹痛、腹泻、呕吐、恶心、发热、脱水等症状

很老很老的老偏方：甘草3～5克，加水煎煮1～2小时，约煎成200毫升的煎剂，口服。

生活条件好了，人们的饮食也越来越多选择，各种各样的海鲜、肉类、蔬菜，品种越来越多，做法也花样百出，什么泰国菜、日本菜、韩国菜、西餐等世界各地的美食几乎都可以在同一家餐厅吃到。不过吃归吃，在满足舌头的同时，还要注意饮食健康，记住病从口入这个道理。

陈姨以前找我看过几次病，她比较信任中药的药效，自己也有些兴趣，有时在看病时也会问我一些关于中药的知识。上个星期她来科室找我，这次是带她孙子来看病的。

陈姨的小孙子刚上幼儿园，长得挺可爱的，这次来看病是因为拉肚子。那天中午父母带他去吃了鱼生和寿司，结果回来不久就腹泻了好几次，还一直说肚子痛。陈姨先带他去附近医院的儿科看了病，小男孩因为不肯吊针，又哭又闹地不肯配合，陈姨心疼孙子，就带他过来我们科室，看看能不能吃中药治疗。

我看了小孩的病历和化验，是食物中毒引起的急性胃肠炎，他还能哭闹发脾气，看来症状还不算严重。我问陈姨之前都用过什么药，她说孩子中午吃完饭后没多久就吐了一次，拉了四五次肚子，就给他吃了一些藿香正气丸。

我想起之前陈姨来找我看咳嗽的时候，我给她开了不少甘草，于是就告诉她，回去后用3～5克甘草，加两碗水，煮成200毫升的煎剂，给孩子喝下。之后可能还会拉一两次肚子，但拉完就好了。只用甘草就可以治食物中毒？陈姨有点不相信。

甘草虽然是很常见的中药，但却几乎是万能的解毒药，很多中医的经典记载了甘草有补脾益气、止咳润肺、缓急解毒、调和百药的功效，很多中药方剂都会加上一点甘草，就是因为甘草可以和解多种药物的毒性，使人在服用中药时更安全。现代的药理研究，也证明甘草的甘草甜素对毒素具有吸附作用，甘草次酸中的类肾上腺皮质激素、葡萄糖醛酸能改善垂体肾上腺系统的调节，同样起到解毒作用。

陈姨听完我的解释后，就放心地带孙子回去煮药了，我又嘱咐她，除了可以给孩子服甘草煎剂外，还可以去药店买些小孩用的蒙脱石散冲剂，可迅速止泻，避免腹泻过多造成脱水。如果孩子吃药后没多久就吐出来，或者一直只拉肚子、不拉尿的话，最好还是回来医院诊治。

我们常说病从口入，是因为很多疾病都是由于饮食不洁导致的，例如吃了变质的食物、沾染了毒素的食物。鱼虾、海鲜等有时因为烹调的方式，没熟透，也会引起食物中毒，像陈姨的孙子就是因为吃鱼生引起的食物中毒。鱼生、牛排这些未煮熟的食物可能大人吃问题还不大，但小孩子的肠胃功能弱，就容易出现症状了。还有像是苦杏仁、桃仁、白果等食物，小量食用没什么事，但吃多了就可能会有毒。总之，如果我们平时能够注意饮食，其实就已经避免了很多疾病。

小孩一旦出现食物中毒的情况，或发现孩子误吃了含毒素的食物，最好是先催吐，可采用喝牛奶的方式先减小毒素对胃肠的刺激，然后服用一些解毒药物。其中甘草就是不错的解毒剂，如果家中没有可用的药物，我们的厨房里也有一些可解毒的食物，例如生姜、大蒜、鸡蛋清，都有一定的解毒效果。如果催吐和服药后，症状没有缓解，或出现高热、昏迷、眼睑下垂、瞳孔散大、呼吸困难的情况，就应立即送院抢救了。

58. 鱼刺卡喉咙，试试威灵仙

症状：鱼刺、骨头或异物卡在喉咙、食管，无法咽下

偏方：出现鱼刺卡喉时，先将未吞下的食物吐出，用力咳嗽、哈气或喉咙含漱。年纪小的小孩可以由家长轻拍背部，引起咳嗽。如无效，可采用威灵仙25克，加水两碗，煎成一碗，慢慢咽下。

前几天我和一个在消化科工作的老同学吃饭，谈到近来的工作状况，老同学告诉我，最近他们科室准备开展一个消化知识讲座，其中有一部分是打算做鱼刺卡喉的处理方法，因为之前他们科室做了几个鱼刺卡喉咙的食道手术，有两个还是小孩病号，都是因为鱼刺卡喉咙的时候没有处理好，导致一直取不出鱼刺或让鱼刺卡得更深造成的。

说到鱼刺卡喉咙，我以前也给一个亲戚家的小孩治过，当时他也是喝了醋、吞了韭菜也没有把鱼刺带下去，家长都急得不得了，我用威灵仙一味药加水煎服，小孩喝下半碗后鱼刺就落到肚子里去了。威灵仙的用量，成人约50克，小孩可减半，加两碗水煎至一碗服用。

同学听了连连点头，他也知道用威灵仙治骨鲠、鱼刺卡喉，他们科室还专门讨论过这个方法的可行性，是一个有效的办法。威灵仙通常是用来治疗风湿骨痛等"痹症"的中药，中医认为有祛风除湿、通络止痛、消痰散癖的作用。现代药理研究表明，威灵仙有降血压、降血糖、抗利尿以及兴奋平滑肌的作用。

采用威灵仙来治疗骨鲠，原理就是威灵仙对食道平滑肌的兴奋作用。骨鲠后会导致食道平滑肌收缩，使骨头难以下落，使用威灵仙后，平滑肌兴奋性增强，从收缩的状态变为蠕动和松弛的状态，这样就相当于使食管局部扩宽了一点，骨头就自然落下了。威灵仙治骨鲠的方法，对骨鲠在食道中下部的情况最有效，而在食道上部的肌肉是横纹肌，威灵仙的作用就不明显，这时就适合以哈气或含漱的方法排出鱼刺。

一旦出现鱼刺卡喉的情况，应立即停止饮食，将口中的食物吐出，也不要咽口水，然后用力哈气，将卡在喉咙或食道上端的鱼刺"哈"出来。另外也可含一口水，然后仰头含漱喉咙，利用水在喉咙中的震动将鱼刺震松，然后再吐出来。这种方法可能年纪大一点的孩子会懂得怎么做，年纪小的孩子或者幼儿出现鱼刺骨鲠的时候，家长可以采用拍背的方法，引起孩子咳嗽，将鱼刺咳出来。

鱼刺卡喉可以说是餐桌上最容易发生的意外之一，尤其是小孩出现鱼刺卡喉的情况时，因为不懂得正确处理和太慌张，很容易导致鱼刺长时间取不出来，造成喉咙或食管被刺伤，严重时甚至可能刺破食管周围的血管，危及生命。很多人以为喝醋能够化掉鱼刺，或者大口吃馒头、米饭将鱼刺咽进去，其实效果不佳。因为醋喝下去与鱼刺接触时间非常有限，很难起到脱钙作用；吃米饭、馒头，幸运的话会起作用，但容易将鱼刺卡得更深，更难取出。

因此，小孩出现鱼刺卡喉的情况时，家长首先要冷静处理，指导孩子用哈气或干咳、含漱喉咙的方法排出鱼刺，如果一时无法排出，要停止饮食和饮水，用威灵仙煎水慢慢咽下，一般在半小时内咽下一碗。如果采用上述这几种方法都无法取出，或出现胸骨后背痛的情况，说明鱼刺卡的部位比较深，或伤及食道，这时就应该尽快送院治疗，不要延误了。

59．小孩擦伤割伤，茶叶止血还镇痛

症状：意外擦伤、锐物割伤，引起出血、疼痛

偏方：受伤出血后，取泡过的茶叶（忌用隔夜的茶叶）研碎或用茶包敷在伤口上，可起到迅速止血的效果。

小孩在玩耍、运动时难免出现意外的擦伤、割伤，这时家长首要做的就是帮助孩子止血和消毒伤口，最直接的方法，就是采用卫生棉签或棉球按压伤口止血，待止血后再进行伤口的清洁消毒。如果伤口比较大，按压一时无法止血的话，也可以采用一些简单的方法来进行止血。

休息日时我去探望一位朋友，他见我来了，又是泡茶，又是洗水果的，非常热情。朋友的女儿今年上四年级，见有客人来了，非常懂事地给我们切水果吃，她在切一个大橙子的时候，一不小心滑了下刀，切到了手掌。我一看她手上的伤口有点大，很快就开始冒血，连忙让她把手掌举起来，又拿了些卫生纸按住她的伤口。朋友去拿药，却发现家里的创可贴刚好用完了，于是朋友拿了钥匙就准备出门买药。这时我看看小女孩的手，血还是没止住，我让朋友先别急，看看用茶叶能不能止住血。

我让小女孩先自己按住伤口，继续把手掌举起，然后我从茶杯里拿出泡过的茶叶，研碎后敷在她的伤口上。茶叶敷了几分钟后，小女孩手掌的伤口果然止住了血，我又让她再敷上几分钟，然后用一些干净的水清洗过伤口后，涂上一些红药水。

这个方法是以前一个老前辈教我的，因为茶叶里含有鞣酸，

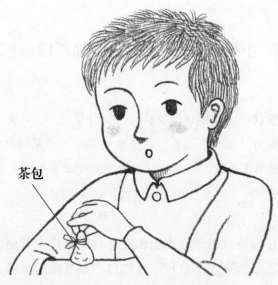

茶包

擦伤割伤后，茶叶包外敷能快速止血。

能使蛋白质凝固，泡过后的茶叶能大量释出鞣酸，就能保护皮肤黏膜，减少血浆渗出，从而起到收敛止血的作用。

朋友说没想到茶叶还有这个用处，以后泡过的茶叶看来不能先急着丢掉。我告诉他，茶叶一旦泡的时间太长，例如隔夜的茶叶，就会滋生很多细菌和亚硝酸盐，对人体非常不好，这也是为什么老人家常说隔夜茶"有毒"的原因，是不能用来止血的。

除了茶叶止血这个偏方，生活中还有一些管用的小方法，也对一般的擦伤、割伤具有止血止痛的效果，例如擦伤后，可以取干净的莴苣叶敷在伤口上，具有止血、镇痛的效果；刀割伤时，也可以取蛋壳上的鸡蛋衣敷贴在伤口上，能止血并帮助伤口愈合。如果造成流血的伤口较大、出血量较多或伤到动脉血管时，则应马上按压或扎紧，进行冰敷，将受伤的肢体抬高过心脏的位置，并尽快送院救治。

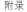附录

很老很老的老偏方·家庭疗法速查表

小孩护理老偏方		
症状	老偏方	索引
打嗝	将宝宝抱起，喂一点热水，并轻轻拍打后背；若打嗝频繁、时间长，可用少量橘皮泡开水，待水温适宜时饮用。	P2
盗汗	浮小麦30克，红枣20枚，加水煮汤饮用，每日一次，连服10天。	P5
小儿湿疹	取25克清沥草，放在800毫升左右的水里，先泡上十几分钟，然后大火烧开，再小火煮20分钟。煮好的药汁冷了之后，用药棉蘸汁，抹在孩子有湿疹的地方，每日三次。	P8
尿布疹	先用温水清洗小孩的屁股，拭干后，用山茶油涂抹患处，每天3～4次，一般三四天可痊愈。另外，涂油后可用电吹风吹患处几分钟，温度在20℃～30℃，距离在30～50厘米，可加快局部血液循环。	P11
小儿流涎症（脾虚型）	取益智仁30～50克，白茯苓30～50克，大米30～50克。先把益智仁同白茯苓烘干后，一并研为细末备用；将大米煮成薄粥，待粥将熟时，调入药粉3～5克，稍煮即可。也可用米汤调药粉3～5克稍煮，趁热服食。每日早晚两次，连用5天。	P14
小孩受惊夜间哭闹	五倍子1.5克，研成细末，用老陈醋调成膏状，外敷脐中，用胶布固定，贴10～12小时。每日换药一次，连敷3天见效。	P17

婴幼儿吐奶	喂奶半小时后，以婴儿肚脐为中心，四指并拢，按顺时针方向轻轻按摩婴儿腹部，用力要适中，幅度不能太大。按摩5～10分钟，每隔4～6小时按摩一次，坚持数周，吐奶现象减少后可相应减少按摩次数。此方适合因脾胃虚弱引起吐奶的小孩，如急性疾病引起的吐奶、呕吐现象，应采取其他方法或送院治疗。	P20

小孩肠胃老偏方

症状	老偏方	索引
小儿功能性便秘	让孩子平卧，保持室温适宜，解开衣服露出脐部，用右手掌心按孩子的脐部，手法由轻柔到渐渐用力做揉脐动作。外热食滞导致的实证便秘按顺时针方向揉，阴虚、无力导致的虚证便秘往返揉。每次揉脐约200周，每日一次，三天为一疗程。治疗期间不用润肠通便药物。	P24
消化不良性腹泻	①自制酸奶给宝宝食用：将鲜牛奶小火煮沸后冷却，去掉上面结的那层奶油（脂肪），这样反复煮几次用于脱脂，基本上不会再有奶油了。买市场上信得过的老酸奶做引子，和35℃～40℃脱好脂的鲜牛奶按1:10的比例混合拌匀，放入酸奶机中，按说明通电放置一段时间，即可食用。②取干莱菔子15克研末（药店一般都提供打粉研末服务），与鸡蛋1枚搅匀，放入烧好香油的锅内，煎成蛋饼备用，不可煎焦。每晚临睡前，将患儿脐部洗净揩干，将煎好的莱菔子饼加热到约30℃～40℃，贴敷在婴儿脐上，外用绷带固定。每晚一贴，直到肚腹胀痛好转为止。	P27
小孩急性腹泻（水泻型腹泻）	取鲜车前草30克，或在中药房买干车前草15克，洗净切碎，煮20分钟后，去渣取汁，加入大米50克，煮成车前粥服用。有清热、祛湿、利尿作用，适用于宝宝急性腹泻伴小便少。	P30

小孩 厌食症	让孩子俯卧，用双手的食指和拇指，提捏孩子脊柱皮肤肌肉（可在后背抹一点婴儿润肤油），一般捏三次，提一次，先从颈椎到尾椎，再由尾椎到颈椎，反复十次左右，直至皮肤潮红为止。手法要轻柔，每天捏一次。捏完后再在脾腧穴上用拇指按压2分钟。7天为一个疗程，一般按摩两天可见效。	P33
积食	山楂25克，白萝卜50克切成片，一起煎一小碗汤，一次服下，一天两次，对小孩消化不良造成的积食有特效。	P36
小孩呕吐	①牛奶100克，放入生姜10克，一起煮熟，分两次服用。 ②鸡内金（鸡胗）10克，炒麦芽15克，水煎服。这个方子可治疗饮食所伤引起的呕吐。	P39
遗尿症	按摩肾腧、中极、三阴交、百会穴，每个穴位揉按5～10分钟，直到患儿感觉局部发热发胀为止。每日一次，一个月为一疗程。	P41
蛲虫病	成熟苦楝子一个，洗干净后，热水泡软去皮后塞入肛门，每晚睡前换一个，五天即可。	P44

小孩感冒老偏方

症状	老偏方	索引
感冒鼻塞 流清涕	用生艾叶100克，辛夷20克，全部拣枝，揉碎成绒状，用手绢包缝成枕，当枕头用即可，两天换一次。重者取艾叶10克，用纱布包敷于前囟处，这个方法对新生儿感冒鼻塞的效果最好。	P48
感冒 流清白涕	取大葱根部的一段葱白，约手指头的长度即可，加600毫升水煮约半小时，成300毫升左右药汁，可放冰糖调味，给孩子喝1～2天可止鼻涕。	P51

发高烧	小孩体温超过38.5℃以上，可选择温水浴降温。若室温太冷，或夜间怕小孩洗澡着凉，不宜洗澡，可用温水在孩子的前额、脖子、腋窝、大腿根部擦拭一下散热。	P53
风热咳嗽伴痰黄黏稠	黄芩10克、板蓝根12克、金银花8克、连翘8克，水煎取汁200毫升，分早、晚两次服，每日一剂。	P57
慢性咳嗽阴虚久咳	百合15克，大枣3～5枚，先将干百合用净水浸泡12～24小时，加入大枣共煮至枣熟，每天服2～3次。	P60
小孩支气管炎缓解期	①三仙饮：萝卜250克，鲜藕250克，梨2个，切碎搅汁加蜂蜜适量，于饭后半小时后分次服用。②杏仁粥：将去皮甜杏仁10克研成泥状，加入淘洗干净的50克粳米中，加入适量水煮沸，再慢火煮烂即可。宜温热时服食，每日服用两次，具有止咳平喘的功效。	P62
小孩寒性支气管哮喘的缓解期	①每晚睡前先用热水泡脚10～15分钟，取鲜葱白50克、鲜生姜15克，共捣烂如泥，外敷足心，用纱布固定。第二天起床时除去，每晚一次。此方适合三岁以上的小孩。②将新鲜的小葱和生姜各20克切成细末，放入锅中加醋干炒，煸出香味后出锅，用纱布包成饼状，敷于双脚弓处，睡前敷。每天1～2次，坚持到症状消失后三天。	P66
支气管炎等小儿肺病	①擦背：用手或湿热毛巾揉擦胸椎部，每次擦至皮肤发红为度，对各种肺部疾病有辅助治疗作用。也可用手指重点按揉孩子背后的肺腧穴，每次2分钟。②拍前胸：用虚掌（空拳）轻叩轻拍胸部正中间的胸骨，每次拍3～5下，停10秒左右，每天3～5分钟。重点按揉胸前的天突和膻中穴。	P69

支气管肺炎早期或恢复期	白芥子20克研粉末，加面粉用温水调成糊状，摊在布上（8厘米×10厘米），贴在患儿两肩胛骨内侧的肺腧、定喘两穴上，用胶布固定，两小时后取下，每天一次，7天为一个疗程。	P73
呼吸道反复感染	母鸡肉250克，猪腿肉250克，肉桂10克，党参20克（肉桂和党参可以包在纱布内），加水3000毫升煮汤，直至肉烂，取出肉及药物后余汤2000毫升左右，后将鸡肉、猪肉切成丝。取麦片100克，放入锅内煮沸后，再缓慢加入面粉200克，调成均匀糊状，最后加适量盐及味精。食用时取适量加入碎鸡肉、猪肉及少量香油即可食用。以冬季食用为佳，可预防呼吸道感染。	P77
经常感冒	①对搓两手大鱼际，两手上下交替，直到搓热为止。搓1～2分钟，整个手掌便会发热，可促进血液循环，增强体质。 ②按摩足心，重点揉凹陷处的涌泉穴，直至发热，可使经络通畅、气血运行，预防风寒感冒。	P80

小孩补益老偏方

症状	老偏方	索引
缺铁性贫血	①鲜猪肝50克，鲜瘦猪肉50克，大米50克，油15毫升，盐少许。将猪肝、瘦肉洗净剁碎，加油、盐适量拌匀；将大米洗干净，放入锅中，加清水适量，煮至粥将熟时加入拌好的猪肝、瘦肉，再煮至肉熟即可。每日一剂或隔日一剂，一次或两次食完，可长期食用。 ②党参15克，红枣20克，莲子30克，粳米或大米30克。将党参切成片，红枣洗净，剖开去核，莲子打碎。将粳米淘洗干净与党参、红枣、莲子一起放入锅中，加清水适量，煮至米熟即可。婴幼儿食粥浆，儿童食粥及红枣，每日一剂，分两次食完，食至贫血痊愈。	P84

缺钙	取新鲜鸡蛋壳清洗干净，加热焙干，碾碎备用。将适量蛋壳碎倒入陈醋中浸泡（100毫升醋加入8克左右的蛋壳），浸泡三天后即成，在烹饪食物出锅前加入少许蛋壳醋就可以了。	P87
小儿佝偻病	每天让孩子接触阳光1~2小时，注意避免晒伤，冬天日照不足时，多吃含维生素D丰富的食物。	P90
儿童肥胖症（单纯性肥胖）	①选取神门、内分泌、交感三个主要耳穴，有家族遗传史的加肾、肾上腺两个耳穴，无家族遗传史的加用脾、胃、心三个耳穴。在选用的穴区寻找压痛反应点，再用胶布在上面粘一粒菜籽，以小孩有酸胀感为度。每次选4~5个穴位，每天按压3~4次，一周更换一次，左右耳交替进行。四次为一疗程，适合学龄后儿童应用。②南瓜500克、绿豆100克、精盐、味精适量，将南瓜切成块，绿豆淘洗后加水炖1小时后，放入南瓜块、精盐共煮30分钟，加味精即可。	P93
生长痛	鸡血藤30克，猪蹄筋100克，调料适量。将猪蹄筋泡软、洗净、切段，鸡血藤用布包好，两者加水同炖至烂熟后，去药渣喝汤。每周喝两三次，可养肝益肾，通络止痛。	P97
夜间磨牙头发稀黄	鲜苹果500克，切碎捣烂，绞汁，熬成稠膏，加蜂蜜适量混匀。每次一匙，温开水送服。	P100

小孩五官老偏方		
症状	老偏方	索引
牙周炎	取3~4片带皮的鲜姜，切片，加适量的水煮开，可以根据水量酌情增加鲜姜用量，先用热姜水清洗牙石，然后用热姜水代茶饮用，每天1~2次，一般6次左右即可消除炎症。	P104

鹅口疮	①取一个鲜柠檬榨汁，果汁和水按2:1稀释，用其中的一半漱口，另一半尽可能停留在口腔，充分与病灶接触。连续使用10天，即可见效。 ②取吴茱萸9克，捣碎研末，用醋调成饼状，贴在脚心涌泉穴，用纱布裹好固定。每天睡前贴好，次日早晨除去，将孩子的脚擦干净。	P107
沙眼	野菊花、桑叶各10克，白朴硝5克，水煎后去渣，取澄清液，每日点眼三次。	P110
红眼病	白菊花10克，枸杞子10克，决明子10~15克，粳米50克，冰糖适量。将白菊花、枸杞子、决明子共入砂锅中，加清水适量，煎煮30分钟，弃渣留汁。药汁中加水适量，下入粳米煮粥。煮至粥将熟时，加入冰糖，再煮片刻即可食用。每日一次，一般七天左右见效。	P113
婴儿眼屎多	用食指按压小孩子的眼睛内眦，顺着鼻梁往下刮按，每次10~15下，一天至少两次。	P116
病毒性角膜炎	蒲公英10克水煎，熏蒸患眼，每天三次，每次持续5分钟，一般两周就能治愈。	P119
麦粒肿	①将剥了壳的温热煮鸡蛋在病灶及周围区域进行热敷、滚动至鸡蛋温度变凉，尽可能多次使用。 ②取菊花5克或蒲公英5克，放入杯中，倒入沸水，加盖浸泡5分钟，以热蒸汽熏眼，熏时尽量睁开眼，一般每次熏5分钟，每日熏三次。 两个偏方结合使用，一般三天左右即可痊愈。	P122
中耳炎缓解期	用黄连20克煎浓汁，外滴于小孩耳朵患部。每天三次，十天为一个疗程。	P125
蛀牙	取海桐皮约15克，加开水100毫升左右，浸泡15分钟，等水变温时，含漱1~3分钟，一日2~3次，牙痛消失后停药。	P127

症状	老偏方	索引
小孩慢性鼻炎鼻塞	先用指腹按摩两眉之间的印堂穴2分钟；接着沿鼻梁中点两侧的鼻通穴与鼻翼两侧凹陷处的迎香穴之间，上下移动按摩2分钟；再配合按摩位于拇指和食指掌骨之间的合谷穴1~2分钟。每天按摩两次，30天为一个疗程。	P129
小孩咽炎	取草莓适量，用盐水洗净，食用即可。也可以加入冰糖，适量清水，煮约15分钟后服用，一日两次。	P132

小孩皮肤老偏方

症状	老偏方	索引
长痱子	新鲜桃叶100克（干桃叶50克），水1000毫升，将水煎到还余一半的时候，可以用此水直接涂抹患处，或掺入洗澡水中洗澡。	P136
小儿麻疹	将100克酒酿与10个切片去皮的鲜荸荠加水少许，煮熟，连荸荠带汤汁吃完，每日两次。	P138
冻疮	独头蒜1个（紫衣效果更好），去衣捣烂后，放在太阳下面晒热，在易发冻疮部位反复揉擦，每天揉擦4~5次，连擦4~5天。	P140
蚊虫叮咬后，出现红肿，痛痒难当	①被蚊虫叮咬过后，用普通肥皂蘸水在叮咬处轻轻涂抹，可以迅速消除痛痒，消除红肿。②用小药瓶装上适量医用酒精，泡入几粒丁香。两三天后酒精变黄，用棉球蘸药液擦被咬处，消炎止痒。	P143
流行性腮腺炎（痄腮）	①鲜仙人掌15克去刺捣烂，与青黛3克混匀，据肿胀大小均匀摊于适当大小的纱布上，覆盖于腮腺肿胀部位，每日换2~3次。一般敷两三天可消肿，效果不明显的可敷5天。②金银花黄芩汤：取金银花15克，黄芩6克，赤小豆、绿豆各30克，加水适量，同煎煮取汁，加入少许白糖即可。每天一剂，分两次服用。	P145

婴幼儿口角炎	花椒少许，水煮5分钟左右，以棉签蘸花椒水，涂在嘴角炎患处，一天2～3次，涂2～3天。家长可先自己涂一点，如只有轻微的麻痹感，可直接涂在孩子的嘴角，如嘴唇感觉明显刺激则需降低药液浓度。	P148
小孩救急老偏方		
症状	**老偏方**	**索引**
鼻出血	将患者的耳朵稍稍撑开，对准耳道缓缓地吹一口气，重复吹气2～3次即可止血。一般左鼻出血就吹右边，右鼻出血就吹左边，或两边耳朵都吹。	P152
发热导致的全身抽搐	以指甲按压小孩中指的指甲根下方，即可退热解痉。	P154
程度较轻的急性软组织挫伤	①用手指或者手掌压迫受损部位1分钟，压迫的面积要大于受损面积。当出现皮损情况时，压迫距伤口5毫米的两个远端。②取一个中号保鲜袋，装入水和冰块，水和冰的比重大致按2:1。注意在离开水面一段距离处扎紧袋口，外面再加一个保鲜袋扎好，于挫伤部位冷敷，不要超过30分钟。取下冰袋后间隔5分钟，替换另一冰袋。	P157
轻度烫伤	取鸡蛋1～2只，用清水冲洗干净后，放在75%的酒精中浸泡10分钟，如没有酒精，也可用白酒或碘酒代替，浸泡时间延长至20分钟。用消毒过的筷子在鸡蛋一端敲出一个小孔，让流出的鸡蛋清装在清洁消毒过的容器内，加入一些消炎抗菌药物，混匀后以棉球涂擦在皮肤创面处。	P160
眼睛进了异物	睁眼或用手撑开眼皮，咳嗽几下，可以将异物震出来。	P163

小孩中暑	①先采取降温措施，然后按压合谷穴、中冲穴或人中。 ②服用藿香正气水或涂抹清凉油，能预防小孩中暑。	P165
蜂类蜇伤	如果被马蜂蜇伤，可采集马齿苋捣烂后涂敷在伤口处，同时用新鲜马齿苋400克或干马齿苋200克煎水服用，每天三次；也可以用食醋涂覆在患处。如果是蜜蜂蜇伤，就涂肥皂水。	P168
食物中毒	甘草3~5克，加水煎煮1~2小时，约煎成200毫升的煎剂，口服。	P170
异物卡喉	出现鱼刺卡喉时，先将未吞下的食物吐出，用力咳嗽、哈气或喉咙含漱。年纪小的小孩可以由家长轻拍背部，引起咳嗽。如无效，可采用威灵仙25克，加水两碗，煎成一碗，慢慢咽下。	P173
意外擦伤 锐物割伤	受伤出血后，取泡过的茶叶（忌用隔夜的茶叶）研碎或用茶包敷在伤口上，可起到迅速止血的效果。	P175

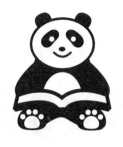

读客® 家庭健康必备书

负责任地将"实用""有效""安全"的健康知识递到您的手中

什么是"读客家庭健康必备书"?

"读客家庭健康必备书"是读客图书为中国千百万家庭精心打造的保健类优质图书品牌。这个品牌的每一本书、每一个作者,读客都精挑细选,优中选优,只为负责任地将"实用""有效""安全"的健康知识递到您的手中。

请记住"读客家庭健康必备书"的3个特点:

1. **实用**:速查速用,方便实惠。

2. **有效**:内容的有效性均受专家审核认定。

3. **安全**:作者医师证向社会公开,受社会监督。

掌握健康知识,呵护全家健康,就读"读客家庭健康必备书"!

《很老很老的老偏方》系列
连续91周健康书全国销量第一
畅销240万册！
医学博士执笔，万千读者盛赞
实用，有效，安全

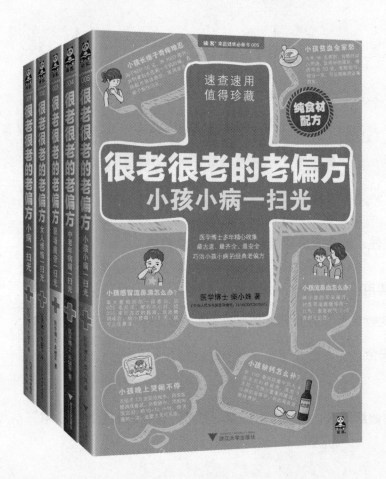